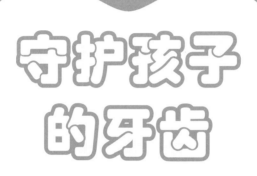

守护孩子
的牙齿

〔日〕下田孝义　下田美奈　著

崔斌　译

U0339931

天津出版传媒集团
天津科学技术出版社

OSAI KARA NO HASODATE : WAGA KO O AISURU OKASAN NI TSUTAETAI
TAISETSU NA KOTO
Copyright © Takayoshi Shimoda, Mina Shimoda 2019
All rights reserved.
Original Japanese edition published by GENDAI SHORIN PUBLISHERS CO., LTD.
This Simplified Chinese edition published
by arrangement with GENDAI SHORIN PUBLISHERS CO., LTD., Tokyo
in care of FORTUNA Co., Ltd., Tokyo

经授权，北京快读文化传媒有限公司拥有本书的中文简体字版权

天津市版权登记号：图字02-2023-066号

图书在版编目（CIP）数据

守护孩子的牙齿 /（日）下田孝义，（日）下田美奈
著；崔斌译 . -- 天津：天津科学技术出版社，2024.5
ISBN 978-7-5742-2022-5

Ⅰ.①守… Ⅱ.①下… ②下… ③崔… Ⅲ.①儿童—牙—保健 Ⅳ.① R788

中国国家版本馆 CIP 数据核字 (2024) 第 081492 号

守护孩子的牙齿
SHOUHU HAIZI DE YACHI

责任编辑：张建锋
责任印制：兰　毅

出　　版：天津出版传媒集团
　　　　　天津科学技术出版社
地　　址：天津市西康路35号
邮　　编：300051
电　　话：(022)23332400
网　　址：www.tjkjcbs.com.cn
发　　行：新华书店经销
印　　刷：天津联城印刷有限公司

开本 880×1230　1/32　印张 5.5 字数 85 000
2024年5月第1版第1次印刷
定价：58.00元

前 言

1996 年，我从日本大学齿学部毕业后，为了学习钢丝矫正，叩开了齿学部正畸科的大门。后来，我在美国亚利桑那州的图森市参加了闻名世界的钢丝矫正培训班，在当地著名的口腔医院工作并进行临床学习。

成为口腔医生后，我接诊了一位位患者，为治疗他们而竭尽全力。那时我是一名志在实现"无蛀牙社会"的医生。然而，在持续治疗成年患者期间，我的想法逐渐发生了变化。

很多患者都是蛀牙严重到疼得无法忍受时才来医院。目前对此的治疗方法多为通过补牙手术进行修复，特别严重时甚至要拔牙。拔掉牙齿后只能进行牙齿种植，那么即便没有蛀牙了，也称不上是健康的口腔了。

"从童年起就养成护理牙齿的习惯，就不会变成这个样子了。"每次治疗患者时，我总是不无遗憾地这样想。

于是我开始认为，想保住没有蛀牙的健康口腔，只有让还没有蛀牙的孩子不生蛀牙，此外别无他法。随着治疗的患者越来越多，我想为实现无蛀牙的社会而从事儿童蛀牙预防医疗的念头就越来越强烈，同时，我还有了一个目标——办一家预防蛀牙的儿童口腔医院。

那时，我正好有一个去瑞典学习的机会，能够学习如何预防儿童蛀牙。我以此为参考，建立了口腔医院"从胎儿期开始预防蛀牙"的护牙理论体系。

之后，从胎儿期预防蛀牙的理念在口腔科医疗的第一线逐渐普及，如今儿童蛀牙患者已大幅减少。

儿童口腔医院预防蛀牙的作用得以发挥后，我又萌生了另一个念头，那就是从事儿童口腔正畸。

不过在此之前，我想先谈谈自己的经历和关于口腔正畸的理念。

我的中切牙（俗称"门牙"）从小时候起就大得出奇，大学时曾拔掉 4 颗，还戴上了无法自行摘取的矫治器具——钢丝托槽矫治器。那时的钢丝矫正非常疼。这种矫正通常要拔掉几颗正常、健康的牙齿，而佩戴的过程中也伴随着剧痛。此外，我还为嘴里戴着矫治器度过整个青春时代感到羞耻。饭后被别人指出牙套上有食物残渣，篮球砸到脸上结果钢丝把嘴唇割破了……那段时间对一个在象牙塔中的年轻女性而言简直充满辛酸。

明明是为了改善牙列不齐、消除因此产生的自卑感而进行牙齿矫正，结果自卑感反而更强烈了。那真是一段让人不愿回首的往事。

"难道就没有不拔牙、无痛的矫正方法吗？如果有，我一定要学会这门技术。"就是带着这样的想法，我走上了学习口腔正畸之路。

我开始探索尽量不拔牙进行矫正的方法，反复进行学习，参加各种培训。我学到饮食习惯与舌头的活动会影响牙列，意识到有的牙齿问题仅靠矫正技术很难完全治愈。我不仅在日本学习，还向世界各地优秀的口腔正畸医生请教。

31岁时，我去美国加利福尼亚州留学，自此职业生涯迎来了巨大的转机。

我在这里见到了日本当时还没有引进的隐适美隐形牙齿矫治器。这是一种通过计算机模拟进行数字化诊断的革命性矫正方法。

与以往的矫治器相比，这种矫治器具有多种优点，比如美观、别人难以察觉，容易取下，也便于清洁口腔。这次发现让我感受到极大的冲击与欣喜。因为这正是我一直苦苦追寻的矫正方法。青春时代那段痛苦的矫正经历让我更加确信这一点。

然而，这种矫正需要丰富的经验与高超的技术，让牙齿移动的方法本身也与以往有所不同。我还发现，当时在日本齿科大学的正畸科很难了解到未经日本牙齿矫正科学会认定的矫正方法。于是我参加国外的学会，并接受了隐形牙齿矫治器专家的直接指导，刻苦钻研，解决了一个又一个难题，最终掌握了这项技术。

2006 年，我与丈夫——下田孝义两人开办了儿童口腔医院，作为日本牙齿矫正科学会的认证医生开始从事牙齿正畸治疗。

开业之初，来就诊的患者几乎都还是采取传统的托槽与钢丝进行矫正治疗。近年来，我们已经能够在充分预判的基础上，扩大隐形牙齿矫治器的应用范围，开展更先进的治疗。

很多东西是通过积累治疗经验才能掌握的。采用隐形牙齿矫治器治疗对专业性要求高，需要医生具备区别于其他牙套治疗的技术能力。当时，这项技术在日本国内还处在起步阶段，因此掌握这项技术的壁垒很高，对此我也有心理准备。不过，通过对患者的治疗实践，我学到了很多。

2016年，我作为日本首位从事牙套型定制矫正治疗的女性口腔医生在中国澳门获得表彰，这让我越发充满信心。

后来，我一边向日本国内外的口腔医生求教，一边实践"不拔牙理念"指导下的矫正，这种理念以制定理想的治疗计划为基础。

在此期间，我开始认真思考儿童的牙齿矫正。

就算在恒牙替换乳牙的时候矫正儿童的牙齿，如果与牙齿尺寸相比颌面偏小，以后还是得进行拔牙矫正。

但那时我有了这样的信念：不应该拔掉好不容易长出来的健康恒牙，孩子的牙齿要尽可能通过不拔牙的方法矫正。我意识到，既然要开展更健康的自然矫正，那就需要让颌面发育好，使其能正常地支撑牙齿。

我再次开始认真学习，逐渐掌握了通过纠正幼儿期的生活习惯与饮食习惯从而让颌面发育得更健全的方法。我了解到在幼儿期接受食疗、口腔肌肉功能疗法等可以让颌面发育良好，即使牙列不齐也能将其控制在轻度水平，并且较易改善。

对于家长而言，预防孩子蛀牙、牙列不齐的同时，保证孩子未来牙列整齐也同样重要。从这两个角度出发，让孩子的牙齿整齐美观地发育，我们称之为"牙齿护理"。这种牙齿护理在孩子成长期间一定要做。我意识到，为此提供指导建议与治疗方案，才是儿童口腔医生新的重任。

向刚刚怀孕及已经在养育孩子的妈妈传播必要的牙齿护理知识，然后根据胎儿或孩子的发育情况精准地做出牙齿护理诊断，这是势在必行的。

结合孩子们的成长过程，在最好的时机提供重要的牙齿护理知识和治疗，正是我们这些儿童口腔科医师的重要职责。

据来我们医院的妈妈们反映，屡屡有这样的情况："担心孩子牙列不齐，跑了两家口腔医院，结果都说只能长大后拔牙。"其中还有的妈妈说："这些医院还说不拔牙将来会变成龅牙，我听了特别害怕。"

可是，如果在童年时期就进行适当的治疗，不用拔牙，仅承受最小限度的负担就能形成整齐的牙列，这种情况也不少。但遗憾的是，能提供这类信息与治疗技术的口腔医院目前还非常有限。

如果口腔医生学习不足，技术能力不够，导致本该有的治疗方案无法实现，这对患者来说非常不利，甚至会导致孩子的治疗伴随身体上的疼痛与心理上的痛苦。

我有一个 13 岁的儿子和一个 7 岁的女儿。儿子上小学一年级的时候，长出了和我一样的宽大的门牙。

我意识到有这样的门牙，孩子的牙列恐怕会不好看，因此就尽量让他吃需要多次咀嚼的东西。这是因为我知道，养成用门牙咬碎大块肉和蔬菜、细嚼慢咽的饮食习惯有利于颌面发育。

另外，他无意中张着嘴的时候，我会提醒他"把嘴合上"。这是因为我还知道，总是张着嘴容易长成龅牙。

就这样持续护理牙齿，儿子没有矫正牙列就长出了一口整齐的牙。也得益于此，我的儿子和女儿都没有蛀牙，也没有进行正畸治疗。

这正是我具备护理牙齿的知识，并将其付诸实践的结果。如果我没有这些知识，儿子健康的恒牙就不得不被拔掉，并给他留下一段痛苦的回忆。

家长是否具备相关的知识，很大程度上会影响孩子将来的牙齿。正因为如此，我作为一个母亲，作为一名口腔医生，才要将牙齿护理的重要性和相关的知识带给更多的人。

孩子的牙齿每天都在生长。通过恰当的方式介入其生长，就能让牙齿更好地发育。把握、利用这些瞬间，正是儿童口腔医生的使命。如果错过这些时机，有时甚至会酿成大祸。因此，我建议各位家长一定要定期带孩子去医院检查。

父母都是怀着无限的爱养育孩子的，我希望各位家长也将这份爱用在孩子的牙齿护理上。我想将更多有关孩子牙齿护理的知识分享给更多的家长。因此，我写下了这本书。

希望未来孩子们的笑脸因整齐美观的牙齿而更加光彩熠熠。这是我的希望，也是今后我仍要努力实现的目标。

下田美奈

◉ 不同年龄预防蛀牙、牙列不齐一览表 ◉

年龄	预防蛀牙	预防牙列不齐
胎儿期	准妈妈的口腔护理 P2	
妊娠、生产		
0 岁		哺乳 P13
1 岁	开始生乳牙 P30	喂辅食 P23
婴儿期		
2 岁	感染窗口期 P37	
3 岁	进行唾液检查 P40	乳牙列形成 乳牙长齐 P54
4 岁	养成刷牙的习惯 P48	颌面骨骼发育 80% P71
幼儿时期		咀嚼训练 P76
5 岁		
6 岁	氟的灵活运用 P65	咬合训练 P79
小学时期	窝沟封闭 P68	开始萌发恒牙 P86
	6 岁长出磨牙 P86	关注换牙 P92
12 岁		
中学时期		平面导板矫正 P114 使用成品牙套矫正 P115 隐形牙齿矫治器 儿童用 P118 成人用 P122
18 岁		
成人后		牙 齿 美 白

目 录

3—6岁

第 3 部分 6岁前颌骨已发育80%，妈妈能为孩子做什么

12—18岁

第 5 部分　精细护理牙齿，正确的矫正有助于培养自信

预防牙列不齐

养成预防蛀牙的习惯，完成矫正治疗………122

第 **1** 部分

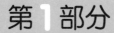

胎儿期到 1 岁

从妊娠到生产，牙齿护理从孩子长牙前开始

所有盼望孩子幸福的妈妈们都要知道

孩子的牙齿护理要从胎儿期开始

"孩子的牙齿护理应该从什么时候开始呢？"这是我在接诊中被问及最多的问题。

大部分家长会理所当然地认为，肯定是在长乳牙之前开始给孩子做牙齿护理。然而这时其实已经错过一段关键时间了。

给准妈妈肚子里的胎儿护理牙齿，乍一听你可能觉得无从操作。不过，仔细想一想便能领悟，这其实是指让胎儿在母体中摄入充分的营养。

营养摄入当然很重要，但还有一件更重要的事情应在生产前认真做，那就是准妈妈自己的口腔护理，这将有助于预防即将出生的孩子长蛀牙。

孩子的蛀牙细菌来自妈妈的口腔

本书的第 2 部分会详细说明，人之所以会有蛀牙，是因为口中"蛀牙细菌""糖分""蛀牙细菌容易生存的环境"这 3 个条件同时存在。只要其中的 1 个条件不具备，就不会有蛀牙。

由此可见，如果没有蛀牙细菌，就不会生蛀牙，但要想彻底消灭口腔中的蛀牙细菌是不可能的。当然，蛀牙细菌越多，生蛀牙的可能性就越高。

那么，口腔中的蛀牙细菌是从哪里来的呢？

日本有项研究，从小学生的唾液中采集蛀牙细菌并研究其 DNA，发现其中 60%～70% 的细菌与妈妈口中的蛀牙细菌相同。不过，这个数据反映的是妈妈作为家庭主妇一直在家的情况。如果妈妈也工作，孩子从小在托儿所长大，这个数字则下降到了 30%。

一般来说，婴幼儿时期，孩子在生活中接触最多的人就是妈妈。特别是刚出生的孩子，几乎一直在妈妈身边。

在让孩子吃辅食的时候，如果太烫，妈妈大概会吹一吹，有时还要直接吃一口试试温度。这时妈妈口中的蛀牙细菌会随着唾液一起进入孩子口中并繁衍生息。蛀牙细菌就这样在不经意间从大人传给了孩子。这样，孩子

3

到了6个月时，开始长下中切牙。到了大约3岁时就很可能会生蛀牙。

准妈妈要在妊娠期就为预防孩子蛀牙做准备

无论如何清理，都不可能完全清除口腔中的蛀牙细菌。再怎么重视口腔卫生的妈妈都做不到这一点，也就是说口腔中的蛀牙细菌多少都会传染给孩子，这种母婴间的传播是无论如何都无法彻底切断的。

但是，如果妈妈有蛀牙或牙周病，口腔中到处都是蛀牙细菌的栖息地——生物膜（参考第34页），这种状态下传染给孩子的蛀牙细菌数量就会极其庞大。仅仅是这一点，孩子生蛀牙的可能性就会大幅升高。因此，预防孩子蛀牙，先改善妈妈口腔内的卫生状态非常必要。

如果确定自己已经怀孕，在生产前就必须积极治疗蛀牙或牙周病，定期进行口腔护理，并养成护牙好习惯。

为把孩子培养成健康、幸福、有魅力的人，牙齿护理非常重要——越是能认识到这一点的妈妈，孩子的口腔越干净。

那么，请妈妈们先从保持自己口腔洁净开始吧！如果口腔一直是干净的状态，吃东西后就会觉得不自在。这是因为吃东西前，口腔处于洁净状态，吃东西后口腔中会有食物残渣，所以不舒服。养成饭后刷牙的习惯是牙齿护理的关键。

为了尽量减少蛀牙细菌在母婴间传播的可能，首先妈妈自身要增强牙齿护理意识，一定要在妊娠期间就着手预防蛀牙。

妈妈若患牙周病，有早产或生出低体重儿的风险

妊娠后认真进行口腔护理，并不仅仅是为了预防"母婴间的传播"。

妊娠期间，雌激素的分泌会有所增加，在其作用下，引发牙周病的细菌会增殖。此外，一种叫孕酮的激素也会迅速增加，这种激素会刺激炎症源头，造成容易导致牙龈炎症恶化的环境。

孕期患牙周病的可怕之处在于，一旦罹患牙周病，其炎症会通过血液循环影响全身，导致早产或生出低体重儿的风险提高。

这种危险性甚至比吸烟与饮酒的危险性还要高。有调查显示，患牙周炎的孕妇与健康孕妇相比，胎儿早产率高2.27倍，生出低体重儿的比率高4.03倍。[1]

1 数据来源：Am J Obstet Gynecol,196:135,2007

从出生开始预防牙列不齐，让孩子度过幸福人生

牙列整齐与否关乎孩子的一生

孩子健康苗壮地成长是所有家长最大的愿望。哪怕平平凡凡，只要健康快乐、度过幸福的人生就已足够。只要做到这一点，家长就会认为养育孩子是成功的。

牙齿不过是人体的一个器官。可是，如果年轻时就生蛀牙或患牙周病，长此以往很容易得肥胖症、糖尿病等生活方式病[1]。

如果牙列不齐，就会形成蛀牙细菌容易潜藏的小缝隙。这些缝隙里的细菌即使刷牙也难以清除干净，因此很容易导致蛀牙或牙周病。

此外，如果牙列不齐、无法正常咬合，就无法很好地

---

[1] 也称"生活习惯病"，指在现代紧张繁忙的生活中，由不良的生活习惯所造成的亚健康状态以及相关疾病，比如肥胖、糖尿病、高血压、动脉硬化等。

咀嚼。口腔中不仅有能嚼碎食物以便消化的牙齿，还会分泌促进消化的唾液，但如果咬合不好，这一切都无法顺利进行。

牙列不齐的状态是一直持续的，由此导致的肠胃负担加重、消化不良也会每天持续，这必然会影响孩子身体的生长发育。毫不夸张地说，这会影响孩子的一生。

整齐的牙列改变人生

说起孩子牙齿的问题，人们会首先想到蛀牙。可是，在0—3岁时，为今后整齐的牙列奠定基础也同样重要。

牙列是人脸部的特征之一，牙列整齐的人，表情自然也大方自信。

虽说人的价值不是由外貌决定的，但在很多情况下，我们会无意识地通过外貌评判一个人。

例如，求职面试是足以影响一个人未来发展的大事。在面试时是生气勃勃，还是无精打采，一定程度上会影响结果的好坏。这在恋爱或工作中，乃至于所有的人际关系中都是一样的。

"人生会因牙列整齐与否而改变。"这样说也并不是毫无根据的。

你有没有因牙列不齐而被人嘲笑或嫌弃的经历呢？如果你在孩童时代接受了牙齿矫正，长大后一定会对父母充满感激。

牙列甚至与学习能力也有很大的关系。

研究结果表明，咬合好的孩子，记忆力、思考力、专注力等都普遍更好。

这是因为通过咀嚼，与大脑相连的动脉血液流通会更加顺畅，大脑的活动也会更加活跃。

而咬合不好的孩子自然不擅长咀嚼。他们从小就容易形成吃饭不好好咀嚼的习惯，习惯成自然直至长大成人。

牙列整齐与否真的是影响人生的重要因素。

从出生起就要打好牙列的基础

就像全身的骨骼支撑着人体的活动一样，牙列是让牙齿发挥功能的基础。

如果这个基础崩塌，原本的健康、美感，乃至能力也就无法最大限度地展现出来。

大家先记住，打好牙列的基础要从孩子刚出生的时候开始。不过，话虽如此，这并不需要大家花大力气去做。因为人只要自然地成长，哪怕不借助外力，也能长出整齐的牙列。只要能够充分利用口腔本来的功能，整齐牙列的基础自然而然地就打好了。

牙列的基础是颌骨

那么，牙列的基础到底是什么呢？那当然就是牙齿长出来的地方。

说到牙齿长出来的地方，很多人会以为是牙龈。其实，牙龈是指覆盖牙根的肉与黏膜，牙齿并不是从这里长出来的。容纳和支撑牙齿的是牙槽骨，即上下颌骨包绕牙根的部分。牙槽骨与牙齿之间由下一页图示中的缓冲组织——牙周膜连接。

牙齿就这样一颗一颗地扎根在颌骨中，如果颌骨发育不良而牙齿却一颗接一颗地长出来，后长出来的牙齿就没有了生长空间。这样，相邻的牙齿就会发生拥挤，最后形成不齐的牙列。

人的恒牙数量是确定的 32 颗，牙齿的大小基本也是确定的。无论颌骨发育得好与不好，孩子的牙齿都会长出

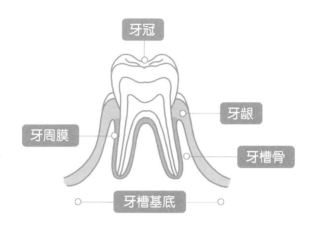

牙冠

牙龈

牙周膜

牙槽骨

牙槽基底

来。世界上没有"牙齿精灵"会为孩子们做调整，既不会因为孩子的颌骨太小了就减少牙齿的数量，也不会因为担心牙列不齐就把牙齿变小。

常有家长慌里慌张地来咨询，问孩子的牙齿为什么会斜着长出来。这样的情况大多是因骨骼未能充分发育，牙齿正常生长的空间不足而造成的。

因此，颌骨小的孩子如果恒牙一颗接一颗地长出来，牙齿就会相互挤压，牙列就会变得不整齐。通常，中切牙比较大也会出现牙列不齐的情况。

由此可见，孩子的颌骨发育良好是牙列整齐的一大关键因素。家长们必须从孩子出生起就树立预防孩子牙列不齐的意识。

通过哺乳养牙，可预防牙列不齐

让颌骨充分发育

牙齿是排列在颌骨的牙槽骨上的，如果这里发育得偏小，就无法容纳全部的牙齿，恒牙长齐后就会导致牙列不齐。因此，从孩子0岁起促进颌面发育就格外重要。那么，我们应该怎么做呢？

如果你以为骨骼是自然发育的，那就大错特错了。

压力刺激是影响骨骼发育的因素之一。在发育期做运动，骨骼会长得格外强壮，这是因为通过运动给骨骼施加了压力。

除了物理性的运动刺激以外，营养和睡眠对骨骼的发育也尤为重要。

构成骨骼的钙等元素与维持骨骼强度的蛋白质是促进骨骼生长必不可少的营养元素。此外，由于生长激素的分泌会在睡眠期间达到高峰，因此还需要保证孩子优质的睡眠。

通常，刚出生的婴儿是不会出现营养不足或睡眠不足的。这段时间，容易导致孩子颌骨发育问题的是物理性的运动刺激。

牙列是由牙齿的大小与颌骨的大小之间的平衡决定的。如果颌面能充分发育，长得足够大，牙列就会比较整齐。即使颌面长得大，腮也不会鼓出来，也不会变成反颌，也就是人们常说的"地包天"，家长们大可把心放到肚子里。

孩子吃奶时嘴唇与舌头的动作很重要

能让孩子的颌面，特别是上颌进行物理性运动刺激的动作就是吮吸。也就是说，孩子吸奶的行为会刺激颌骨发育，尤其是上颌骨的发育。孩子拼尽全力吸奶，是长牙前非常重要的准备工作。

孩子含住乳头或奶嘴时，嘴唇与舌头肌肉会"咂咂"地紧紧收缩，挤压乳头或奶嘴，再"咕噜咕噜"喝下吸出来的乳汁。

咂咂、咕噜，咂咂、咕噜……孩子会重复着这个过程，直至吃饱喝足。同时，这对孩子的嘴唇与舌头来说也是自然的力量训练。

孩子"咂咂"吸奶的时候，会用舌头与上腭紧紧裹住乳头或奶嘴并用力挤压，这会让嘴巴周围与舌头的肌肉变得发达。

对骨骼发育而言不可或缺的物理性运动刺激，实际也是通过肌肉的收缩来传递的，为了能承受肌肉用力收缩的力量，骨骼就需要发育得强壮。

每天重复无数次吸奶动作的孩子，其上颌骨自然会发育得很好，3岁时便会形成正常的O形牙列，长大后也会成为一个牙列整齐的人。

颌面发育的关键是舌头的位置

孩子在进行这种嘴巴的力量训练时，最重要的是舌头的位置。

大人在给孩子喂奶、喂辅食时必须得法，不要让孩子的舌头变成低舌位。

所谓低舌位，是指舌头在口腔中处于位置低的状态。舌头是由8块肌肉构成的，如果这些肌肉未得到充分锻炼导致舌头下垂，就会形成低舌位。老年人也会随着年龄增长舌头肌肉力量衰减而变成低舌位。低舌位的人在喝东西时，舌头会从内侧顶到下中切牙。

各位读者不妨试一试。站着或坐着时呈端正姿势，闭上嘴巴看向正前方，感受一下舌头在哪个位置。

① 舌头整体与上腭紧密贴合。

② 舌头与上腭完全无接触，舌尖从内抵着中切牙。

③ 舌头比中切牙还要靠下。

正常的舌头是①。然而，很多人的状态是②。这虽然还不是低舌位，但舌头落在口腔靠里的位置，无法发挥舌头的全部功能。有问题的是③，这就是低舌位。

低舌位百害无一利

刚出生的婴儿其舌头一定是贴合上腭的。可是，如果喂奶或喂辅食的方法不对，舌头的力量就很难得到锻炼，很容易变成低舌位的状态。低舌位的孩子在喝东西的时候，舌头会抵着中切牙。

一个人一天的吞咽次数可高达2 000次，如果每次吞咽舌头都推挤牙齿，就可能会诱发口呼吸，甚至导致上下

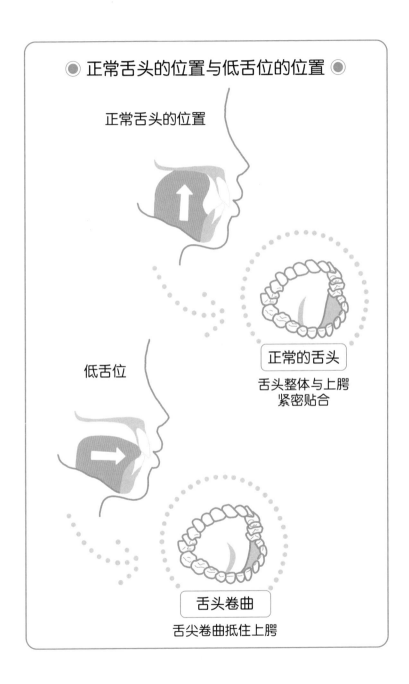

● 正常舌头的位置与低舌位的位置 ●

正常舌头的位置

低舌位

正常的舌头

舌头整体与上腭
紧密贴合

舌头卷曲

舌尖卷曲抵住上腭

牙齿变成龅牙。此外，如果从小就是低舌位或近似低舌位的状态，舌头不贴合上腭，就可能导致刺激不足、上颌发育不良。由此，随着生长发育，牙列、咬合都会出问题。

再严重的情况是，即使咬东西，上下牙也合不上，这叫作"开颌"。这时会出现面条类食物无法吸到嘴里，用中切牙咬不了烤串，油炸食物通常也只能咬下外皮，等等问题。

此外，舌头在正确发音和平时说话中也发挥着重要作用，但如果是低舌位的状态，可能连话都说不好。因为舌头不灵活，就会说话不利落，发音也不清晰。

孩子的低舌位到3岁左右会比较明显，这时虽然从外貌上还看不出有龅牙，但如果孩子张开嘴巴翘起舌头就能了解情况。如果不是低舌位，翘起舌头的肌肉能够清晰可见（参照第17页）。

如果舌头无法顺利翘起，孩子就有低舌位的危险。如果加之长期进食方式不当，无论是给孩子喂食，还是让孩子自主进食，都会进一步导致牙列不良的情况。

让孩子紧紧含住乳头

那么，怎样喂奶、喂辅食才不会让孩子变成低舌位呢?

首先，喂奶时如果孩子能紧紧含住乳头吸奶，那就不会变成低舌位。因为这种吃奶的方式含乳不会太浅，要用舌头把乳头裹住并用力向上顶，这样舌头就会自然往上翘。吃奶时，孩子会用嘴唇与舌头紧紧衔住乳头，这时妈妈可以紧紧抱住孩子，扶住孩子的头。

喂奶时，如果妈妈双手紧抱孩子，就能让乳头深入到孩子口中。这样，孩子就能用上嘴巴的全部力气。要是乳头只是进到嘴边，孩子就不能用整个嘴巴有力地吸奶。

如果妈妈一边看手机或电视一边喂奶，就很难让孩子紧紧衔住乳头。妈妈喂奶时沉迷于其他事物，回过神来才发现孩子的嘴巴一直开合着够不到乳头——千万不要让这种情况发生。

奶水多的妈妈，可能孩子含乳比较浅也能吃饱。但是，这样一来孩子的颌骨就无法得到充分发育，从而影响孩子的牙齿生长。

因此，喂奶时要紧紧抱住孩子，看着孩子的眼睛。孩子也会看着妈妈的眼睛感受爱意。这是培养母子关系最基本的肌肤接触，对孩子牙齿的正常发育也大有帮助。

要用符合孩子发育阶段的奶嘴

有的妈妈会因奶水不足而烦恼，不过大可不必悲观或焦虑，因为喂奶粉也是可以的。而且，如今的奶瓶都采用了能让孩子充分使用嘴唇与舌头吸奶的设计，但喂奶时妈妈仍要紧紧抱着孩子。

不过，用奶瓶喂奶时，不要忘了勤换奶嘴。孩子吸奶时的力气大得惊人，长期使用一个奶嘴，奶嘴孔会开裂变大，其性能难免会变差。如果将奶瓶倒过来，奶就会从奶嘴孔里流出来，孩子的嘴唇与舌头不必用力就能轻松喝到奶，这样就无法有效训练孩子的舌头。当然，更不要让孩子继续使用哥哥或姐姐用过的旧奶嘴。

奶瓶和奶嘴一般是分开销售的。要结合孩子的发育阶段，更换不同容量的奶瓶、不同大小的奶嘴等。

此外，不要为了让孩子尽快喝完奶而选择孔比较大的奶嘴，而是要结合月龄购入大小适当的奶嘴。

喂奶时是孩子牙齿发育的宝贵时间，一定不要图快而草草结束。

要注意孩子啃手指、咬毛巾的习惯

考虑到未来会影响牙列，有一件与牙齿发育有关的事情希望大家注意。

孩子开始长牙时，如果养成了啃手指、咬毛巾这样的坏习惯，就可能会给乳牙的牙列造成不好的影响。这种坏习惯往往十分顽固，一旦形成就很难戒除。因此，尽量不要让孩子养成这样的恶习。

"那给孩子买市售的安抚奶嘴怎么样？"

不少妈妈都这样想，但孩子可能会一直含着安抚奶嘴不放，因此还是不要用为好。

孩子"走哪儿啃哪儿"其实是好事

小孩子就是喜欢随时将感兴趣的东西往嘴里塞。特别是能翻身、能到处爬之后，行动范围扩大，眼前有什么东西都会立即拿来塞到嘴里。大人拿着物品往孩子嘴边靠近，孩子通常也会想将物品放入口中。

据说，这是因为孩子是通过把物品塞进嘴里舔一舔来判断这是什么东西的。口腔内的黏膜就是这么敏感，具备直通大脑的能力。

有人认为，在婴儿期，孩子会反复把东西塞进嘴里。对于家长来说，会出于"东西很脏""有细菌"而抵触孩子的这种行为，但这是孩子成长中不可缺少的过程。此时，孩子还缺乏来自眼睛、耳朵的信息积累，对他们来说，这是非常重要的感官训练。触觉、视觉与听觉等五感必须在这段时期充分发育好。在安全范围内，孩子想做的事情就尽量让他们去做吧。

不过，如果孩子有舔自己的手指、一直咬围嘴等行为且变成长期习惯，则会影响牙列整齐。因此，一定要注意孩子所处的环境和他们的行为。

通过辅食也能护理牙齿、预防牙列不齐

这样喂辅食容易变成低舌位

孩子出生5~6个月后，喂奶的同时要开始喂辅食。

辅食必须是天然食材，味道要淡，在食材与做法上有不少注意事项。此外，在涉及牙齿发育方面也有一些要点，那就是与喂奶一样，喂辅食也必须方法得当，不要让孩子变成低舌位。怎么喂辅食不仅影响将来的牙列，还与说话乃至身体健康都有关系。

小孩子开始吃辅食了，家长自然会很高兴。看着他们吃得津津有味、一副"我还要"的样子就喜不自禁，勺子也赶紧往孩子嘴里送。

不过，还是请耐心地等一等。因为这种喂辅食的方法可能会让孩子变成低舌位。你在喂辅食的时候有没有一勺接一勺地把勺子伸进孩子的嘴巴深处呢？这种喂法在忙碌的妈妈急着赶紧喂完时比较常见，但这不是什么好喂法。

为了方便，把勺子伸进还没习惯"吃"这个动作的孩子的嘴里，孩子自己就不会自发做出"吃"的积极行为。

号称"世界三大珍馐之一"的高级食材——鹅肝，就是给鹅强制喂食高热量的饲料而长得肥大的肝脏，其实被喂食的鹅并没有自己"想吃"的意愿。我看到这种喂辅食的方法时，总是浮想起给鹅或鸭子喂饲料的场景。

在牙齿发育过程中，这种喂法是有害的。如果孩子自己不用舌头把吃的东西送到嘴巴深处、做吞咽的动作，舌头就不会变得有力，容易变成低舌位。

辅食不仅能补给营养，还具有训练孩子自己吃东西的作用。一定要充分利用好喂辅食的宝贵时期。

正确喂辅食可预防孩子牙列不齐

那么，就让我们了解一下喂辅食的正确方法吧。首先，将盛有食物的勺子伸到孩子眼前，让孩子看一看。注意，一勺的量不要太多。

如果食物气味好闻，孩子就会本能地张开嘴想去吃，把嘴巴凑上前，用力去够眼前的食物。这个时候，要慢慢将勺子伸向下嘴唇前，让孩子的脸正对着你。孩子会仔细

◉ 喂辅食的方法 ◉

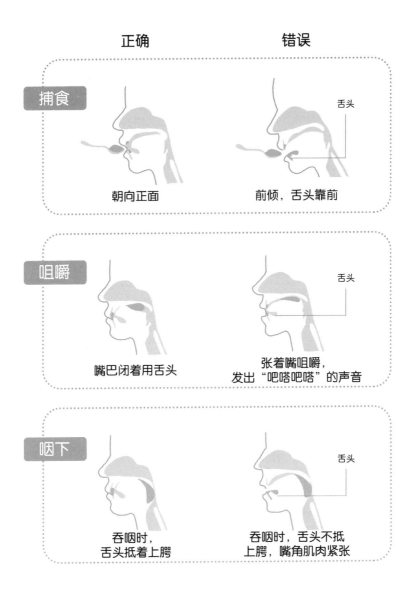

正确　　　　　　错误

捕食

朝向正面　　　　　　前倾，舌头靠前

舌头

咀嚼

嘴巴闭着用舌头　　　　张着嘴咀嚼，
　　　　　　　　　　　发出"吧嗒吧嗒"的声音

舌头

咽下

吞咽时，　　　　　　吞咽时，舌头不抵
舌头抵着上腭　　　　上腭，嘴角肌肉紧张

舌头

看着食物，用上下嘴唇将食物吃进去。入口的少量辅食会随着舌头的动作被送往口腔深处，最后再咽下去。

在这一过程中，要让孩子双眼盯着食物，判断嘴巴应张开多大，然后，用嘴唇将食物包裹住，感知其硬度等，这样孩子才能用舌头与上腭品味，最后送往口腔深处将其咽下。

这样，嘴唇与舌头的肌肉就能正常发育，同时还能充分刺激长牙的地方——颌骨的发育。

虽然每天都要喂辅食，但就像喂奶一样，千万不能着急。要训练孩子做"吃"的动作，哪怕要多花时间也应认真进行。

用吸管喝东西也要注意

在给孩子喂辅食之前的一段时间内，很多家长会用带吸管的水杯代替奶瓶给孩子喂水。这样水就不会洒出来，孩子也能更方便地喝到，然而，这里的"方便喝"竟然是一个陷阱。

用吸管时，孩子通过伸入口腔深处的吸管将水吸进嘴里，然后喝下去。试着这样喝水就会发现，这一过程中，几乎用不到舌头。

由于习惯了用吸管，舌头不用向上翘起就能将进入口中的水咽下，舌头的力量就会变弱，进而容易变成低舌位。

因此，应尽量不用吸管，如果一定要用，就尽量用短吸管，不要往孩子嘴里伸得太深，要让孩子多使用舌头。

第 **2** 部分

（1—3 岁）

孩子会不会生蛀牙，取决于 **3** 岁前的生活方式

为什么会生蛀牙

蕴藏无限可能的孩子们

孩子们的未来蕴藏着无限的可能性。他们尚年幼，无论多么宏大的梦想蓝图都可以描绘。如果他们带着美好的笑脸茁壮成长，一定能以自己的方式度过幸福的人生。

我能做的就是帮助他们从小正确护理牙齿，让他们牙列整齐、不生蛀牙，一直保持灿烂的笑容。

从开始长乳牙的1岁起，牙齿护理中的预防蛀牙工作就正式开始了。接下来的关键是怎样养成不生蛀牙的生活习惯，而这取决于家长如何与孩子相处。

"一定不要让我家孩子生蛀牙！"我感觉到越来越多的家长都在这样想，从长乳牙起就一天不落地给孩子好好刷牙，让孩子养成刷牙的习惯。得益于此，生蛀牙的孩子也大为减少。

不过，麻痹大意仍是大敌。为了不让孩子生蛀牙，家长必须充分了解必要的知识。

本书第2部分将主要介绍长乳牙后如何预防蛀牙。

生蛀牙的 3 个条件

预防蛀牙要先从了解为何会生蛀牙开始。

生蛀牙的条件大致有3个。只有这些条件同时具备，才会生蛀牙。换而言之，如果这3个条件中有1个不满足，就不会生蛀牙。这将为我们预防蛀牙提供参考。

让我们看看这3个条件分别是什么。

◉ 生蛀牙的条件 ◉

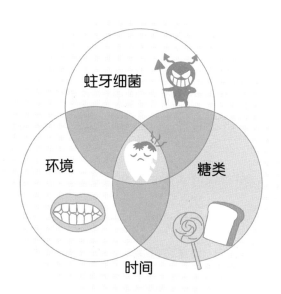

● 条件① 蛀牙细菌增殖

蛀牙细菌在牙齿与牙龈的角落里繁衍生息。这种细菌产生的酸会腐蚀牙釉质。接下来，牙釉质下的牙本质、牙本质下的牙髓乃至牙神经会相继遭到细菌的侵袭，蛀牙就会越来越严重。只要没有这种蛀牙细菌，就不会生蛀牙。

可是，只要不是在无菌的环境下生活，口腔中就一定会有蛀牙细菌。即使认真刷牙，或是定期去口腔医院洗牙，也不可能将蛀牙细菌数量降为零。

● 条件② 糖类

蛀牙细菌最喜欢的营养是糖类，它们不仅喜欢甜食，还特别喜欢富含碳水化合物（糖类）的米饭、面包等的食物残渣。这些糖类残留在牙齿的缝隙中，蛀牙细菌会以此为食并不断增殖。

可是，糖类还包含在蔬菜中，生活中不可能完全不吃。无论怎样限制甜食，口腔中仍可能残留糖类。

● 条件③ 存在蛀牙细菌喜欢的环境

蛀牙细菌最喜欢温度与人体温接近的潮湿环境。口腔中由于有唾液而一直保持湿润，对蛀牙细菌而言再合适不过了。

此外，蛀牙细菌还特别喜欢接触不到空气的狭小空间。牙列不齐产生的缝隙或生蛀牙后的小洞，都会成为蛀牙细菌舒适的家园。

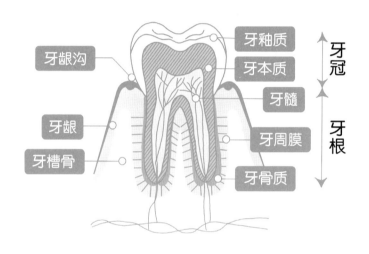

为什么每天至少要刷1次牙

由前文可知，牙缝正是蛀牙细菌最喜欢的增殖场所。而且，这个条件难以完全排除。无论是什么人，只要不刷牙就一定会生蛀牙。因此，对蛀牙与牙周病的预防必须每天都坚持。

那么，多久不刷牙会生蛀牙呢？

蛀牙细菌繁殖会形成一层黏滑的膜，叫作"生物膜"，从中会产生腐蚀牙齿的酸，这样就会发生蛀牙。据研究，要达到这种状态，需要约48小时。

栖息在生物膜的蛀牙细菌产生的酸持续侵蚀牙齿表面，腐蚀牙釉质，导致牙齿出现小洞。要达到这种状态，需要两周以上。

"这么说来，即使两周不刷牙也不会生蛀牙。"这样想可就大错特错了。黏滑的生物膜如果覆盖在牙齿较平的地方还能刷下来，要是覆盖在缝隙处，即便牙刷能刷到也无法清理干净。如果两周不刷牙，蛀牙细菌就会在已经刷不掉的生物膜上持续增殖。

由此可见，预防蛀牙的关键在于不要让蛀牙细菌形成生物膜。而生物膜只要两天就能形成，因此需要每天至少认真刷1次牙。

生物膜会妨碍牙齿再钙化

不让生物膜形成之所以如此重要，并不只是因为它是蛀牙细菌的栖息地。生物膜还会妨碍牙齿"再钙化"的进程。

牙齿的牙釉质被蛀牙细菌产生的酸溶解，这在口腔科专业术语中被称为"脱钙"。

如果人体运转正常，就会立即自然修复被溶解的那部分牙齿，这就是"再钙化"。

再钙化是指唾液中包含的磷酸（PO_4）、钙（Ca）

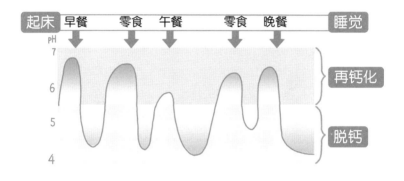

等成分与蛀牙细菌产生的能够溶解牙齿的酸发生中和作用，并修复被溶解的牙釉质。然而，由于蛀牙细菌不会消失，会立即以糖类为食继续增殖，所以会继续引发脱钙，然后又发生再钙化。

如上图所示，如果口腔内一直保持"脱钙→再钙化"的往复循环，就不会生蛀牙。为此，就需要每天刷牙。

如果一直隔一两天刷牙，那么蛀牙细菌就会持续增殖，并形成生物膜。这层膜会保护蛀牙细菌，并屏蔽唾液修复牙釉质的功能。这样的话就不会再发生再钙化，只会反复脱钙，最终形成蛀牙。

基于此，为促进再钙化，不让蛀牙细菌形成生物膜极其重要。

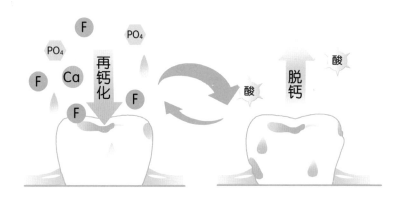

为了让孩子不生蛀牙，家长能做什么

1年的"感染窗口期"尤其要注意

第1部分讲过，因为妈妈口腔中的蛀牙细菌一定会传播给孩子，所以妈妈在产前一定要做好口腔护理。

刚出生的婴儿口腔中蛀牙细菌数量为零，然后逐渐增加。这时最危险的莫过于通过妈妈的嘴进行的母婴间传播，这种情况要尽可能地避免。

母婴间传播导致的蛀牙在某个时期特别容易发生。

这个时期被称为蛀牙的"感染窗口期"，是在孩子1岁半到2岁半之间，而这也是乳牙不断生出的一年。

这段时间形状更复杂的乳磨牙（后槽牙）数量增多，蛀牙细菌的栖息地也随之增加。这也是蛀牙细菌容易增殖的最早时期。无论妈妈怎样努力坚持口腔护理，也无法将蛀牙细菌彻底消灭。"感染窗口期"这一年，妈妈、爸爸和其他家人都要注意不要把蛀牙细菌传给孩子。

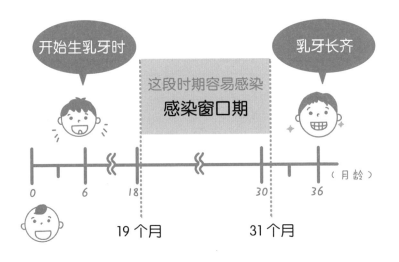

预防蛀牙的护牙方法

为安全度过"感染窗口期",家长一定要注意以下几点:

① 辅食的喂法

给孩子喂辅食时,如果食物太热,大人就会用嘴吹。那么,这个人的唾液也会落到食物中。虽然只是肉眼看不到的微量,但哪怕是微量的唾液中也会有数量可怕的蛀牙细菌。让辅食冷却时一定不要"呼呼"地吹。让其慢慢自然冷却，再一点一点地喂给孩子。

当然，也要注意避免给孩子用大人用过的勺子。大人将咀嚼过的食物喂给孩子的行为更要杜绝。

② 刷牙要用专用的杯子

"感染窗口期"也是养成刷牙习惯的时期。全家公用的刷牙杯子要认真清洗干净，或者干脆给孩子准备专用的杯子。

③ 肌肤接触要适可而止

这个时期的孩子可爱得让人想要一直亲亲，因此这时也是与孩子脸蛋、嘴唇等肌肤接触比较多的时期。然而，

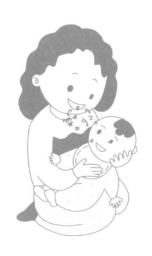

不要忘记这段时期蛀牙细菌也很容易传播。过度的接触是传播的契机。

④ 妈妈要注意口腔卫生

如果妈妈的口腔中存在大量牙周病病菌与蛀牙细菌，母婴间传播的风险会进一步升高。妈妈平时就要注意口腔卫生，比如在这段时期与孩子近距离接触前要漱口，定期去口腔医院洗牙等。

其中最希望大家注意的是第④条"妈妈要注意口腔卫生"。这不仅是为了孩子的牙齿发育，对妈妈本人的牙齿健康也有好处。希望家长以读这本书为契机，转变口腔卫生方面的意识。

话虽如此，蛀牙细菌这种东西本来就是日常往来于人与人之间的，因此也不要过于担心。建议大家记住这一点，以"很难完全消除，但还是尽可能注意"的心态来预防蛀牙。

孩子3岁时要做唾液检查

我们口腔医院建议孩子3岁时要做唾液检查。这是因为唾液的质量因人而异，有的人容易生蛀牙，而有的人则相反。

经常会出现这种情况：明明都爱吃甜食，刷牙的方法也一样，A就几乎没有蛀牙，而B却满口蛀牙。这是因为两人唾液的质量存在差异。

任何人的口中都有蛀牙细菌，但容易生蛀牙的人更具备相应的条件，如唾液的酸度更高等。

通过检查唾液的状态，就能知道这个人今后该注意哪些事情才能有效预防蛀牙。预防蛀牙的答案，就藏在每个人的唾液之中。

唾液有以下作用：

① 自净作用：清洗附着在牙齿表面和牙缝之间的食物残渣、牙垢。

② 抗菌作用：抑制口腔内细菌的增殖。

③ pH缓冲作用：中和口腔内容易生蛀牙的酸性环境，抑制蛀牙细菌的增殖。

④ 促进再钙化作用：修复被蛀牙细菌产生的酸腐蚀的牙齿表面。

⑤ 消化作用：消化酶分解淀粉，使其易消化。

⑥ 保护、润滑黏膜的作用：黏性的黏蛋白会保护黏膜，保障发声顺畅。

⑦ 溶解、凝结作用：参与味觉，使食物更易被嚼碎、吞咽。

⑧ 黏膜修复作用：上皮生长因子与神经生长因子能够修复口腔中的伤口。

其中①—④对于预防蛀牙尤为重要。唾液的质量与分泌情况不同，牙齿的再钙化也会有较大差异，如果是更易促进再钙化的状态，就不容易生蛀牙。通过唾液检查，就能把握自己唾液的功能。

检查唾液的质量，做好口腔管理

唾液的质量中包含大量信息，我们不仅能知道唾液的酸碱度、白细胞与蛋白质的数值、氨的含有情况等，还可以据此制订最佳的牙齿护理计划。

例如，唾液酸度高的孩子，生来就有牙齿易被酸蚀的口腔环境，因此我们建议在做窝沟封闭时可以搭配常用的氟（参照第68页）。白细胞多则显示牙龈中的细菌与异物等正在增殖，白细胞多正是防御作用的体现。此外，从蛋白质增多可推断，生物膜可能没有清理干净。观察到这些情况之后，就要采取相应措施，如将牙周袋清洗干净等。

此外，确认是否含有氨可起到筛查口臭的作用。

像这样，能在短时间内进行多项检查，正是唾液检查的优点。

孩子3岁前，为了预防孩子蛀牙，家长可以带他做一下唾液检查。做这项检查时，只要咀嚼没有味道的口香糖、分泌唾液就可以，从中能够了解唾液的量、蛀牙细菌的量、中和蛀牙细菌所产生的酸的能力等。尤其推荐因蛀牙痛苦不堪的人做这项检查，以便持续掌握唾液的相关状态，并与口腔医生密切配合，做好口腔管理。

3 岁前是预防蛀牙的关键时期

为什么要在3岁前做唾液检查呢？这是因为3岁在预防蛀牙的过程中是一个重要的时间节点。

从"感染窗口期"到3岁正是蛀牙细菌容易附着的一段时期。既然已经出现蛀牙细菌且无法恢复原状，那就需要创造不易发生蛀牙的环境，做好管控。

这段时期还是入托儿所或幼儿园的时期。在此之前，为了舌头、嘴唇和牙齿的健康，需要养成良好的习惯。

3岁时养成的好习惯会让孩子受益终身。3岁时养成刷牙的习惯，之后每天的蛀牙预防工作就会更加轻松，孩子也更有可能成为一个牙齿健康的人。

孩子在3岁前要养成刷牙的习惯，家长也要掌握正确的刷牙方法。

孩子的身心都会快速成长，到了四五岁再絮叨"要注意保护牙齿"，孩子恐怕会逆反。在还算比较听话的3岁前，一边做游戏，一边巧妙地把预防蛀牙的基本知识讲给孩子听，这是关键的第一步。

接下来，我将为大家讲解预防蛀牙的基本方法。

预防蛀牙的基本方法①
杜绝吃饭拖拖拉拉

不要为滋生蛀牙细菌长期提供舒适环境

蛀牙细菌的增殖需要一定的时间。之所以人能够保持不生蛀牙，是因为刷牙与唾液的再钙化中断了这些时间。

也就是说，要想阻止蛀牙细菌增殖，就不要让有利于蛀牙细菌活跃、增殖的环境长期持续。

如果一直认真保持口腔卫生，制造对蛀牙细菌不利的条件，自然很难生蛀牙。

因此，需要重新审视每个人的生活习惯，特别是吃饭、吃零食的习惯。例如，"要想不生蛀牙，一定不能吃过量甜食"的观念已经在很多家长中普及。

可是，吃同样多的甜食，有的孩子就容易生蛀牙，有的孩子则相反，这是因为孩子们的饮食方法有差异。

有的孩子习惯在两顿饭之间断断续续地吃甜食，这样的孩子就容易生蛀牙。虽然吃得少，但吃的次数多。饭后甜点吃完后不再吃零食的孩子则不容易生蛀牙。

为什么吃甜食的次数多就容易生蛀牙呢？

这是因为牙齿为了进行再钙化，需要保证一定的不进食时间，也就是说牙齿需要休息。

规律饮食和坚持刷牙是基本要求

吃甜食，蛀牙细菌容易增殖，其产生的酸会腐蚀牙釉质。不吃甜食，唾液成分将发挥作用，启动再钙化，已开始溶解的牙釉质会得到修复。如果能保持这两者的平衡，就不会生蛀牙。

可是，正当吃完甜食，唾液开始促成再钙化时，如果甜食再次入口，蛀牙细菌的增殖就会变本加厉。

如此一来，唾液就没有发挥作用的时间，来不及进行再钙化。这就很可能导致蛀牙产生。

吃完甜食后要清洁口腔，尽可能刷牙，尽量在下一顿饭之前不要再吃甜食。另外，甜果汁等饮料也不要喝。

如果在婴幼儿时期喝惯了甜味饮料，就会很容易上瘾并很难戒掉。为了孩子的健康与牙齿发育，尽量不要给他们喝这类饮料。

不仅是甜点，吃饭也是同理。孩子上幼儿园前，很多家庭的餐桌上一直摆着吃的，孩子在玩耍时高兴了就吃上一口，即边玩边吃、吃饭拖拖拉拉。这类现象很常见。

这种吃法与甜点吃个没完一样，都是生蛀牙风险高的生活习惯。家长应引导孩子养成规律的饮食习惯：吃饭时间设定在一个区间内，其他时间非必要不进食。

此外，刷牙的最理想时机是在餐后，养成睡前和早上起床刷牙的习惯也可以。

睡前刷牙对预防蛀牙尤为有效。睡眠期间唾液分泌变少，而且因为嘴巴一直闭着不说话，所以这段时间蛀牙细菌就会暗中大肆活动。在此之前就把口腔清理干净能有效预防蛀牙。

喂母乳的妈妈在孩子夜间哭闹时可能会让孩子含住乳头入睡。然而，夜间喂奶也是导致睡觉期间蛀牙细菌增殖的一大原因。到了孩子的生长发育不再需要这样做的时候，应尽量改变这个习惯。

预防蛀牙的基本方法② 不要忘记精细刷牙

3 岁前养成刷牙的习惯

预防蛀牙的基本方法就是刷牙，但有时人们会用错误的方法。因此，让孩子养成正确刷牙的习惯特别重要。

正确刷牙是一个重要的生活习惯。什么时候吃饭、什么时候玩、什么时候睡觉等，这些基本生活习惯的养成都来自父母的言传身教。而刷牙的习惯也是其中的一部分。

言传身教是父母示范、孩子学会的过程。孩子开始生乳牙后，先由父母在睡觉前帮助孩子刷牙。最好每天在相同的时间刷牙，要在孩子3岁前养成固定的生活习惯。当孩子养成习惯后，就能在可以自主刷牙的时候继续保持、不会忘记。因此，在孩子3岁前养成这样的习惯极其重要。

这段时期采用"精细刷牙法"

孩子的乳切牙和乳尖牙长出来以后，就可以开始精细刷牙了。我首先推荐"纱布刷牙"。操作方法是家长将医用纱布裹在食指上，用温水浸湿后轻柔地擦拭孩子的牙齿。

不过，孩子不会喜欢异物进入口腔。这时不要强行掰开孩子的嘴巴，要轻声安慰并告诉孩子刷牙的益处，让孩子慢慢接受并习惯。

这段时期感染蛀牙细菌的可能性较低，但为了养成刷牙的习惯，这仍是很重要的做法。

孩子1—2岁时，就应开始认真刷牙了，特别是上前牙。过了2岁，孩子会慢慢长出乳磨牙。乳磨牙开始生出时，牙齿的表面结构尚未成形，牙龈还覆盖着磨牙，凹凸不平，很容易积存食物残渣和细菌。

乳牙的结构

乳磨牙

乳尖牙

乳切牙

乳牙萌出后，可以使用前端细小的专用牙刷。为了不留食物残渣，要认真进行精细刷牙。

由于此时后槽牙的窝沟还比较浅，容易成为蛀牙细菌的藏身之地，而且食物残渣也容易嵌入其中，容易生蛀牙，所以乳磨牙一般就是从这些窝沟开始生蛀牙的。

怎样进行精细刷牙，孩子才不会抵触

如果开始精细刷牙时让孩子产生不快，孩子就会抵触。为了不在培养习惯的最初阶段就遭受重挫，家长要想办法让孩子愉快接受。

在用纱布刷牙的阶段也要准备好孩子用的牙刷，家长在给孩子刷牙时可以让他拿在手里。

家长可以一边唱歌，一边微笑着给孩子刷牙，这样孩子也会开心，一定会愿意一起刷牙。除此之外，还可以利用玩具娃娃或动物布偶让孩子玩模拟精细刷牙的游戏。不过，孩子开始自己刷牙时要小心地在一旁守候。一定不要让孩子含着牙刷走路，一旦跌倒会很危险。

当孩子心情不好，强行按住刷牙孩子可能会大哭，这不仅会让孩子讨厌刷牙，还有可能会呛到孩子。如果孩子

精细刷牙的要点

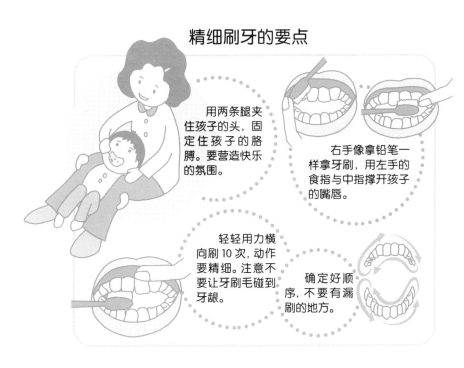

用两条腿夹住孩子的头，固定住孩子的胳膊。要营造快乐的氛围。

右手像拿铅笔一样拿牙刷，用左手的食指与中指撑开孩子的嘴唇。

轻轻用力横向刷10次，动作要精细。注意不要让牙刷毛碰到牙龈。

确定好顺序，不要有漏刷的地方。

表达出强烈的不愿意，那就等一等再刷吧。

家长也要改掉错误的刷牙方式

正确的刷牙方式需要让孩子先记住方法，然后再动手实践，才能最终掌握。

为此，家长自己必须先掌握正确的刷牙方式，然后再给孩子示范，将方法传授给他们。

接下来，我将列举一些容易出现的错误的刷牙方式。采取这些方式刷牙的人一定要加以改正。

① 刷牙时间太短

把牙膏挤在牙刷上，在嘴里一通乱刷，用不了1分钟就会产生丰富的泡沫。很多人往往觉得只要产生泡沫就是刷过牙了。这样口腔中可能很清新，但附着在牙齿上的污垢几乎没有被清除。刷牙应一颗一颗地刷，因此要花一定的时间，至少要持续刷3分钟。

② 横着刷

刷牙时间短的人往往还喜欢横着刷。横着刷是指在牙齿呈闭合状态下，将牙刷头横着伸入口腔中，然后让牙刷快速在嘴里进进出出、一顿猛刷的方法。左右来回刷几次就大功告成。牙齿之间、牙齿与牙龈之间等都没有刷到，牙齿内侧自不用说，就连牙齿表面也几乎没有刷干净。

像这样让牙刷在嘴里进进出出来回横着刷，根本无法将牙垢刷干净，也就无法预防蛀牙。要一颗一颗地刷，让牙刷在牙齿上微微振动，纵向与横向都要认真刷。

③ 用力过猛

有的人虽然很想把口腔清理干净，但不知道正确的刷牙方式。这时候人们容易犯的错误是用力过猛。

请大家仔细观察牙刷，刷子的部分都是有弹性的。不少牙刷的前端很细，这种设计是为了能刷到牙齿与牙齿之间、牙齿与牙龈之间等狭小的地方。

如果用力把牙刷按在牙齿上刷，用来去除污垢的牙刷毛就容易横向弯曲，经过精心设计、能伸到狭小部位的牙刷毛就刷不到重要的牙龈沟和牙缝了。

不仅如此，用力横着刷牙还会导致牙齿或牙龈受伤。刷牙用力过猛成习惯的人，牙齿与牙龈常常会出问题。

刷牙的时候不要太用力，把牙刷轻轻按在牙齿上的力道去除污垢的效果最好。

④ 从不注意牙刷毛翻卷的情况

轻轻将牙刷按在牙齿上，让牙刷毛深入到缝隙中仔细地刷。如果牙刷毛已经出现翻卷的情况，即使采用这种正确的刷牙方式，那还是刷不干净。

牙刷毛出现翻卷的情况，就到了该更换牙刷的时候。如果牙刷毛翻卷，就难以伸入牙缝与牙龈沟中，自然也就无法把牙齿刷干净。

要想好好刷牙，就应该定期更换牙刷。

牙列初具雏形的时期，
一定要做好万全准备

孩子的牙齿也可以"3岁看老"

越来越多的家长开始密切关注孩子的牙列。很多人深信牙列是遗传决定的，如果不整齐只能进行矫正。

遗传因素的影响确实不小，但出生后的成长环境——如何护理牙齿才是决定这个人牙列整齐与否的首要因素。也就是说，牙列不齐是能够预防的。

下一页的插图是3岁孩子的上牙，从插图可见，牙齿的排列各自略有不同。牙列（上颌）的形状可以分为"O形""△形"和"V形"。

通过观察形状的差异，就能判别这个孩子未来的牙列是否整齐。

其中最容易出现牙列不齐的是开口窄的"V形"，也称"V形牙弓"，会长成中切牙凸出的畸形牙列。

"△形"没有"V形"那么严重，但未来牙列会怎样

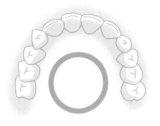

O 形上颌

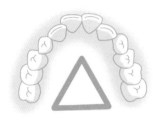

△ 形上颌

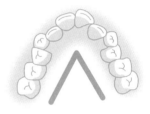

V 形上颌

仍令人担忧。

　　"O形"是最理想的，如果颌面发育良好，就几乎不需要担心牙列不齐。

　　这样看来，3岁时孩子们就已显示出未来牙列不齐风险的差异了。原因是80%的人在6岁以前上颌面就已停止发育。

这也正是我所强调的，从孩子出生时，家长就要树立意识，让孩子的颌面，特别是上颌好好发育。这是从 0 岁开始护理牙齿很重要的一个环节。

啃手指、咬毛巾有导致龅牙的可能

到了3岁左右，乳牙的牙列差不多成形时，就能看出牙列会变差的预兆了。

这个时候如果牙列形状呈V形，中切牙是向前凸出的，可以由此预测孩子未来会牙列不齐。

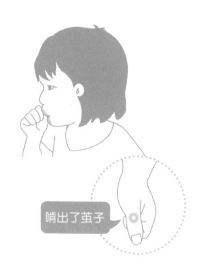

啃出了茧子

孩子在3岁时还有啃手指、咬毛巾等坏习惯要特别注意。过度的运动刺激可能会使上颌向前过度生长，从而比较凸出。有的孩子啃手指还会啃出上一页图示那样的茧子。这种情况应立即予以制止。到4岁时还改不掉这些坏习惯，会有变成龅牙的可能。

　　托腮也会对牙列有影响，因此需要提醒孩子不要托腮。在日常生活中观察一下孩子是否有类似的问题，如果有，要及时纠正。

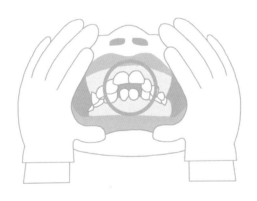

　　牙齿护理也是养育孩子的重要一环。要不厌其烦地反复引导孩子，这样每天的积累必将有助于预防蛀牙、形成整齐的牙列。

　　上图是4岁还有啃手指坏习惯的孩子切牙的状态。从正面看可能还不明显，但从下方看的话就会发现，上下牙之间有一个能放进手指的缝隙。这种状态的切牙很难咬断食物。如果4岁还啃手指，就会对口腔骨骼造成严重的影响。

家长要告诉孩子啃手指不好，让他尽早改掉这个坏习惯。如果劈头盖脸训斥一通也改不掉，则可以给孩子的手指贴上印有他喜欢的卡通人物的创可贴，耐心地对孩子说："你总咬它，它会疼的。你的好朋友也不啃手指，你都长成大孩子了，不能再啃手指了。"

观察孩子的牙列更像哪一种

外观看上去漂亮整齐的牙列也需要注意。乳牙列中有

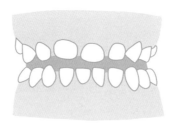

乳牙有间隙才是发育良好的牙列

灵长间隙（尖牙周围的间隙）或发育间隙（灵长间隙以外的自然出现的牙列间隙）才是发育良好的牙列。如果乳牙列排列紧密，将来换更大的恒牙时就没有空间了。如此一来，牙列迟早都会变差。

大多数人无法准确地分辨孩子牙列的好坏。如果担心，可以去让口腔医生诊察一下。

我有一个患者，在2岁时牙列就呈微"V形"，还有些前突。经我提醒，孩子妈妈十分震惊，表示从来没有人这么说过。专业与非专业的差别就是这么大，因此需要专业人士来判断。

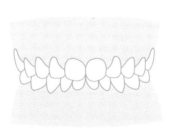

**牙列看上去很整齐，但没有间隙，
因此不是好的乳牙列**

用手抓着吃，有助于五感训练与颌面发育

吃辅食的阶段结束后，孩子就能和大人吃一样的东西了，这时候孩子不愿意让大人帮忙，更想自己独立吃饭。

只要是餐桌上的东西，无论什么，孩子都要一把抓起来塞进嘴里，不好吃就吐掉，好吃的话就兴高采烈。这样的行为当然很糟糕，妈妈们可能会发愁。

不过，这对小孩子来说却是有益的事情。看着大人吃得津津有味，孩子就心生好奇，用手抓起来看看，摸摸触感，闻闻气味，再塞进嘴里试试口感，然后尝尝味道。这些都会刺激五感，促进孩子的大脑发育。

第 **3** 部分

(3—6 岁)

6 岁前颌骨已发育 80%，妈妈能为孩子做什么

口腔医生与家庭密切配合，切实守护孩子的牙齿

通过口腔检查守护口腔健康的时期

过了3岁，就进入需要做口腔检查的时期了。

口腔检查常指定期诊察牙齿，不过两者之间还是有微妙的差异。

定期诊察主要是医生通过视觉诊察有没有生蛀牙。学校的牙科诊察就是很好的例子。而口腔医院的诊察除了视诊，还会做X线检查，可以进行更完整的诊断。

不过，口腔检查与这类诊察略有不同。口腔检查不仅要诊察牙齿，还要诊察整个口腔，是更全面的诊察。

在检查时，医生会进行详细的问诊，询问孩子乳牙换恒牙的情况，牙齿周围如舌头、面颊、唾液腺的情况，吞咽与咀嚼的情况，有没有不良习惯，等等大量问题。此外，医生还会探询为什么会生蛀牙、为什么容易生蛀牙等与生活环境相关的问题。另外，医生还会从预防的角度出

发，提供饮食、生活等方面的指导。

也可以说，口腔检查不是检查有没有蛀牙，而是从各个角度判断"该情况是否处于能维持口腔内健康的状态"。定期进行口腔检查，有助于孩子的牙齿保持良好的状态。

精细刷牙仍然很重要

这个时期孩子差不多能自己刷牙了。话虽如此，孩子6岁之前，家长仍需要给孩子进行精细刷牙。

前文第48页介绍了要对3岁时开始萌出的乳磨牙进行精细刷牙，在下一个阶段，即5岁左右时，乳磨牙就已经长好了，能够有力地咀嚼。

这时，不仅牙齿表面的窝沟容易生蛀牙，牙齿与牙齿之间也有可能生蛀牙。

牙齿与牙齿之间牙刷不容易刷到的地方，是蛀牙细菌极易滋生的部位。刷这个部位的关键，是要用牙刷毛比较细的牙刷。如有可能，我推荐使用牙线。

到了6岁左右，在比乳磨牙还要深的地方会开始长最早的恒牙——第一磨牙，即所谓的"六龄齿"。这颗重要的大牙要用一辈子，必须仔细刷其表面的窝沟与牙齿间隙。

长出这颗牙时，孩子已经是小学生，正是自我意识快速形成的时期。有的孩子还会萌发出自立意识，想要自己刷牙，也会厌恶精细刷牙。不过，即使孩子仔细刷牙，最深处的第一磨牙也很难刷好。因此，家长要把帮助孩子清理牙垢的工作当作自己的职责。

预防蛀牙的 3 个基本策略

一般过了4岁，孩子就容易生蛀牙。正因为如此，口腔检查特别重要。

这个时期，"利用氟强化牙体组织""窝沟封闭""采用PMTC[1]"这3个基本策略对预防蛀牙非常有效。接下来，我们将具体地一一说明。

在进行口腔检查时，要去除平时刷牙无法清除的附着在牙齿间隙与牙齿窝沟上的生物膜。在这里我们推荐PMTC。我将在第70页对此进行详细介绍。

还有就是涂上强化牙体组织的"氟保护漆"（参照

---

1 专业化牙齿清洁，Professional Mechanical Tooth Cleaning。

第67页）与创造容易刷牙环境的"窝沟封闭"（参照第68页）。

窝沟封闭因为紧贴牙槽，有时会被刷掉。每次做口腔检查的时候，一定要确认之前做的窝沟封闭是否还完好。

对人体无害的自然材料——氟

首先是关于氟（F）的灵活运用。

氟是非金属元素，存在于岩石、土壤、河流之中，海产品与农作物中也有包含。我们在每天的饮食中也会不知不觉地摄入氟。

氟涂在牙齿上具有预防蛀牙的效果，除了可与之搭配使用的牙膏、口香糖以外，还有一些居家护理产品能够补充氟，促进被酸腐蚀的牙釉质再钙化，具体可咨询设有预防口腔科的口腔医院。

氟主要有以下3个作用：

① 促进再钙化：加快唾液对牙齿的修复

② 强化牙体组织：强化牙齿，使之不易生蛀牙

③ 弱化蛀牙细菌产生的酸：削弱细菌产生酸的能力

运用氟预防蛀牙，在牙齿开始萌出、逐渐生长的时候

特别有效。

建议在从乳牙开始萌出到替换为恒牙的这段时期，利用氟充分做好护理。

在家庭中灵活运用氟的诀窍

摄入适量的氟对人体是安全的，对于预防蛀牙切实有效，因此有的国家还在自来水中添加氟。市面上有很多含氟牙膏，可自行选购并使用。

在家中使用含氟牙膏的诀窍是最后不漱口。不过，由于牙齿的污垢还在口腔中，所以不少人仍想好好漱漱口。

对此，我们建议再刷一遍牙。第一遍时刷干净、好好漱口。第二次可换一支牙刷再刷。氟易溶于水，且容易被冲走，因此要用干燥的牙刷。

挤少量含氟牙膏在牙刷上，刷牙时想象着不留死角地刷遍所有的牙齿。刷完一遍即可，因此短时间完成也不要紧。然后再简单冲洗一下。

此外还有添加氟化钠、可预防蛀牙的漱口水。刷牙后，可含这种漱口水漱口30秒后吐掉。此外，还有刷牙后涂抹的氟保护漆，涂上后30分钟内不吃不喝，会呈现比较好的效果。

可在口腔医院涂氟保护漆

对于3岁前后能漱口的孩子，可在口腔医院定期为其涂氟保护漆，预防蛀牙的效果会进一步提升。孩子开始萌出乳牙或长恒牙时对蛀牙细菌的抵抗力较差，这时用氟覆盖保护更加重要。

每年可涂氟保护漆3～4次。不过，为使氟保护漆更具效果，需要选好时机。此外，涂的量也要结合年龄进行调整。可在口腔医院咨询最佳方式。

5岁左右，也可选择"离子导入法"，即使用器械将氟离子化，通过电流使其被牙齿表面充分吸收的方法。通过这种方法，牙齿中的羟基磷灰石变为氟磷灰石，牙体组织可以得到强化。

离子导入法可在电流作用下让氟离子渗入牙齿结构，因此比含氟牙膏、含氟漱口水，以及在牙齿表面涂氟保护漆的传统方法的预防效果更好。

木糖醇也是预防蛀牙的好帮手

预防蛀牙的帮手可不只有氟。

木糖醇是天然的甜味剂，具有抑制蛀牙细菌——链球菌的活动、促进唾液分泌的作用。

坚持使用木糖醇的预防效果是持续有效的。有数据显示，坚持使用木糖醇4年，即使以后3年不再使用，效果仍可持续。此外，木糖醇还具有强化牙体组织的作用。

可以培养餐后嚼木糖醇口香糖或服木糖醇片的习惯。

窝沟封闭——守护牙齿窝沟不被蛀牙细菌侵蚀

窝沟封闭是指用搭配氟的树脂材料填充乳牙或第一磨牙窝沟的处理方法。

通过窝沟封闭填充牙齿窝沟后，牙垢很难再积存。有些窝沟深的牙齿易生蛀牙，采用窝沟封闭可降低生蛀牙的风险。此外，这样一来用牙刷也容易将污垢刷下来。由于窝沟封闭既不用磨牙，也不需要注射麻药，所以给孩子造成的负担较少。

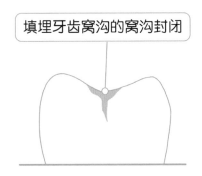

填埋牙齿窝沟的窝沟封闭

护理牙齿、预防蛀牙时，窝沟封闭是非常有效的手段。不过，这并不是说做了窝沟封闭就可以不认真刷牙了，还是要好好做精细刷牙。此外，由于窝沟封闭也会有磨损、掉落，因此，须通过口腔检查定期确认。

我们认为，让孩子养成不生蛀牙的生活习惯，是家长的重要责任。

第一步要在3岁以前养成精细刷牙的习惯，第二步是要将精细刷牙实践到6岁。

不生蛀牙的健康牙齿是一生的财富，请家长将其作为礼物送给亲爱的孩子吧！

通过PMTC彻底扫除蛀牙细菌的巢穴——生物膜

此前我已介绍，口腔中的蛀牙细菌将黏滑的生物膜作为巢穴不断增殖。

如果能彻底去除生物膜，即使有蛀牙细菌也能够防止蛀牙。

不过，现实中要完全控制这一点比较困难。在家庭中，就连牙缝的护理都很难彻底进行。

在这里我们建议采用先前提过的"PMTC"。这是指在专科医院由专业人员进行的牙齿清洁。定期使用牙线也可去除牙齿与牙齿之间的生物膜。

如果用牙线刮出了细小的食物残渣等，则可能已经发展成蛀牙了。

这时需要进行X线检查。视诊看不出来的小蛀牙通过X线检查能尽早发现。

蛀牙症状还比较轻微时要定期观察，如果加重了就需要治疗。

面部骨骼发育过程中重要的转折点

不良习惯或癖好会导致牙列不齐

据研究，颌骨在6岁以前的发育完成度就已达到80%。也就是说，这个时期是牙列发育的重要转折点。

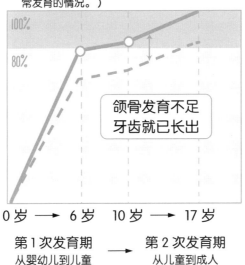

颌骨发育在 6 岁以前已完成 80%
（实线表示正常发育的情况，虚线表示非正常发育的情况。）

100%

80%

颌骨发育不足
牙齿就已长出

0 岁 ➡ 6 岁　10 岁 ➡ 17 岁

第 1 次发育期　　➡　　第 2 次发育期
从婴幼儿到儿童　　　　从儿童到成人

决定牙列的不只是口腔内的状态，生活习惯与饮食方式也会造成影响。接下来我列举几个注意点。

① 改掉张嘴发呆的坏习惯

嘴巴闭着的时候嘴唇的肌肉紧绷，会对中切牙施加适当的力，中切牙才能够正常发育。但是，如果嘴一直张着，中切牙受不到适当的力，牙齿就会出现前凸的倾向，这会导致"龅牙"等问题。

一直张着嘴是一种坏习惯，嘴巴周围的肌肉会弱化，如此一来张嘴的毛病会导致更严重的问题。

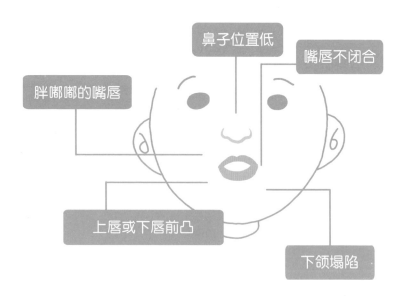

此外，鼻子发育不良也会导致口呼吸，需要加以注意。

② 舌头的正确使用方式

嘴巴一直张着的坏习惯有时会引发上下牙无法咬合的状态，即"开颌"。这样吃饭的时候就无法很好地咬合，舌头容易把食物顶到切牙上或推出切牙外。

这会使开颌进一步恶化，导致"龅牙"或"地包天"，诱发低舌位。此外，有的孩子还有咬舌头的癖好，这也是不好的行为。舌头自然地紧贴上腭才是正确的。

③ 趴着睡与托腮要注意

孩子习惯趴着睡或托腮，家长要注意。持续对下颌或牙齿施加特定方向的力，容易让比较软的骨骼移位，这会导致面部畸形、"龅牙"或"地包天"等。

④ 驼背也会影响牙齿

姿势不良变成驼背后会影响全身的发育，对牙齿也不例外。驼背导致脖颈持续前倾，进而导致呼吸不畅，不知不觉上颌也会逐渐前凸。为保持头部平衡，下颌会呈回缩状态。长此以往就会抑制下颌的发育，引发牙列不齐。

⑤ 改掉啃手指、咬指甲的坏习惯

如果孩子有啃手指、咬指甲的坏习惯，则容易导致还比较软的颌骨发生畸形。婴幼儿时期未能改正的坏习惯，这时一定要彻底改掉。

针对这种情况，可以使用锻炼嘴周围肌肉的器具，以及让舌头回归正确位置的训练器具。

促进颌面发育，塑造端正相貌

3—6岁促进颌面发育也称"口腔肌肉功能疗法"。从3岁开始，主要进行饮食教育、功能训练，改善不良癖好。

正确地训练口腔功能，争取为孩子塑造端正相貌吧。

正常的口腔功能是通过下面这些方法实现的：

① 用鼻子呼吸

② 嘴唇闭合

③ 正确的舌头位置与动作

④ 咬合力足够强

⑤ 正确的颌面位置与发育

⑥ 姿势良好

家长不仅希望孩子有整齐的牙列，也希望他们能茁壮成长，拥有端正的相貌。

于是，我们医院针对口腔功能的问题——口呼吸、弄舌癖等开展了功能训练。

我们主要进行的训练有：

① 饮食指导

② 咬合训练（训练咬肌）

- 弥补因软食化而减少的咬合次数

③ 唇压训练

- 进行嘴巴闭合的训练并形成习惯

- 测量口唇压，进行功能训练

④ 舌的训练

- 打响舌训练（正确使用舌头的训练）

- 嚼口香糖（吞咽）的训练

- 使用牙套矫治器

- 做阿伊乌贝训练操[1]

1　简单的口部训练操，指分别发"阿""伊""乌""贝"4个音，出声或不出声均可，通过训练操将口呼吸改为鼻呼吸。

要促进颌面发育，最重要的是吃饭

促进颌面发育要从吃饭开始做起。

①吃饭时的姿势

- 让孩子背部挺直，不要让腿悬垂。
- 让孩子集中精神吃饭，吃饭不要慌里慌张。

② 把食物吞下后再喝东西

- 不要用汤或果汁等把食物冲下去。充分咀嚼可以刺激唾液的分泌。要让孩子养成咀嚼的习惯，把食物吞下后再喝东西。

③ 摆到餐桌上的菜要切大块，比一口大

- 让孩子使用切牙咬断食物。

④ 不要一边看电视，一边吃饭

- 与家人充分交流。
- 让孩子好好咀嚼。

要让孩子养成使用切牙充分咀嚼的习惯。这是促进颌面发育的正确方式。

我们只能看到切牙的一小部分，大部分的牙根藏着看不见。把切牙模型贴在脸上就能发现，切牙的牙根能一直伸到鼻子下方。

充分咀嚼，可将物理刺激传递到上颌深处。

上颌发育得好，眼睛、鼻子等与上颌连接的部分也能得到充分发育，长成端正的相貌。这是因为用切牙充分咀嚼，面部会向前发育。

此外，吃饭时充分使用切牙咀嚼，切牙原有的锯齿状切缘经过一年就能磨平。到小学3年级时，如果切牙的锯齿状切缘仍然存在，可以去专门的儿童口腔医院咨询。

能促进颌面发育的食物类型

让孩子吃饭时尽量用切牙，菜要切成大块，要比平时的一口大。

如果把食物切得太小，孩子的切牙就派不上用场了。

例如，我们建议炖肉或煎猪排等不要切成平常的一口那么大，大小以要大口才能咬住为宜。

汉堡包、蔬菜等摆上餐桌前不需要切得很小。

另外，做三明治时不要把吐司边切掉，建议让孩子吃用法棍面包做的三明治。

玉米、水果等也要切得大一些,让孩子用切牙咬着吃。

有些家长看到这里可能会认为促进颌面发育就是让孩子吃硬的东西。准确地说,我们建议常吃不充分咀嚼就无法吃下的富含纤维的食物。

吃煮竹笋、莲藕等也是不错的选择。

孩子喜欢吃的咖喱或炖菜不要炖太长时间,可以放入大块的蔬菜和肉。咖喱炖得久一点倒是好吃,但不太适合促进颌面发育。

吃手卷寿司、蔬菜包饭也能促进颌面发育

促进颌面发育的菜肴中,我特别推荐手卷寿司。

手卷寿司的食材准备起来特别简单。海苔上铺好米饭与配料,卷起来,大口塞进嘴里,用切牙把大块的海苔嚼碎,可谓是非常适合促进颌面发育的运动。

此外,清香的醋饭、色彩鲜艳的寿司主料、手抓寿司海苔的触感等,这些都足以刺激五感。

到了3岁左右,孩子就能自己试着用海苔卷米饭与配料了。虽然最初手还比较笨拙,很费时间,但家长一定要

保持耐心。这个时期孩子的大脑也在快速发育。

　　当然，除此之外，蔬菜包饭等也是不错的选择。

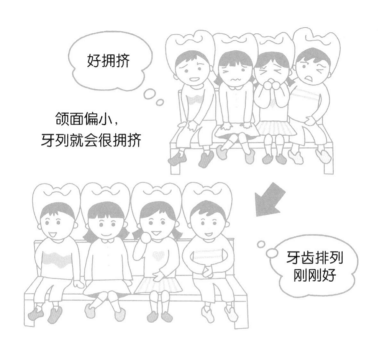

通过咬合训练促进颌面发育

　　要促进颌面发育，充分咀嚼极其重要。不过，即使家长再努力，现代饮食生活也已经全面"软食化"，很难让孩子养成咀嚼的习惯，这是我们不得不面对的一个现实问题。

第1部分我曾讲过，牙列是由颌面的大小与牙齿的大小之间的平衡决定的。如果相对于未来的牙列来说颌面偏小，牙列就会长不好。颌面小的孩子出现牙列不齐的风险也更大。

正因为如此，颌面的发育十分重要。

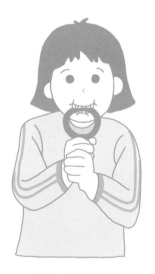

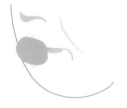

咬软管的训练

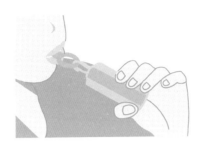

　　为弥补切牙咀嚼的不足，我建议利用软管让孩子进行咬合训练。

　　每天让孩子咬一会儿软管。数"1、2、3、4"，数到"3"的时候用力咬软管。可以在看电视、洗澡时练习。

　　咬合训练坚持半年左右效果就会显现。我们的口腔医院会给患者发一张"咬合训练表"，用每天盖印章的方式激励孩子坚持训练。

　　如果孩子的嘴巴总是张着，脸的发育方向不理想，就

通过咬合训练乳牙列变得更宽松（发育间隙）

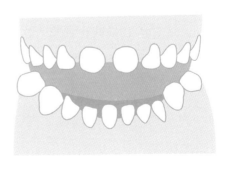

可以通过这种方式养成嘴巴闭合的习惯。

观察在口腔医院候诊室等候的孩子，会发现很多孩子总是张着嘴，有弄舌癖或啃手指的坏习惯等。我们总是在候诊室积极与孩子、家长们沟通，其中常有机会发现特殊的癖好。

此外，如果孩子的口唇力量偏弱，可同时做口唇训练。口唇力量太弱就容易出现弄舌癖，乃至长成龅牙。

为什么 6 岁前牙齿护理这么重要

在乳牙期促进颌面发育，未来就基本不需要进行牙列矫正。即便长大后需要做矫正，对孩子造成的负担也更小，如即使矫正也不需要拔牙，或不太需要入口的矫治器。

不过，这些训练在乳牙活动、开始换牙的时候就不能做了，这时正好是截止到第一次发育期结束的6岁左右。

1—6岁是宝贵的第一次发育期，如果这期间定期去口腔医院诊察、涂氟保护漆、进行PMTC等，会有很大帮助。为了预防蛀牙、改善牙列，一定要最大限度地利用好口腔医院。

我们认为，今后儿童口腔科的一大重要作用就是通过在孩子1—6岁这段时间的参与，让预防口腔疾病的知识更加普及，守护孩子的牙齿，以减轻孩子和家长在各个层面的负担。

第 **4** 部分

6—12 岁

恒牙萌出阶段，
需要知道的
口腔健康知识

孩子恒牙萌出时期，家长仍需多加关注

精细刷牙要坚持到 9 岁

6岁左右，乳牙开始脱落，并长出被称为"六龄齿"的第一磨牙，即开始长恒牙。这次长出来的牙不会再换，是要用一辈子的宝贵的牙齿。

人们常说现代是"百岁时代"。步入老年时，还能不能用自己的牙齿吃饭，是关乎一个人身体健康的重大问题。因此，家长一定要特别注意，从孩子开始长出恒牙直至10岁左右，一定要让孩子养成良好的预防蛀牙的习惯。

到了6岁左右，孩子已逐渐自立，什么事情都能自己做了。不过，现在放手还为时尚早，家长要密切关注孩子是不是养成了正确刷牙的习惯。

我建议精细刷牙要坚持到9岁。千万不要忘记，孩子上小学期间，预防蛀牙、关注换牙仍是家长的重要职责。

过了10岁，孩子逐渐不愿意听父母唠叨了。无论是教育孩子，还是牙齿护理，在此之前的时期是最重要的。好好刷牙是预防蛀牙的重中之重，一定要让孩子学会正确的刷牙方式。

与口腔医生密切配合

从6岁开始，就要正式定期去口腔医院做口腔检查了。口腔医生的重要使命不仅是帮助孩子预防蛀牙，还包括为替牙期的孩子及其家长提供支持。

在口腔医院要首先检查有无蛀牙。如果恒牙长好了，可搭配氟做窝沟封闭（参照第68页），强化牙体组织，同时打造容易刷牙的口腔环境。

前文曾提到，通过窝沟封闭填充牙齿的窝沟可强化牙体组织。而定期检查的作用之一，就是确认封闭材料有无脱落。

我曾遇到过这样的事例：费了一番功夫做的窝沟封闭在不知不觉中脱落，间隙里生出蛀牙。填充物脱落后会出现牙齿松动、牙齿表面凹凸不平的面积增加等情况，蛀牙风险也随之升高。窝沟封闭材料与牙齿颜色相同，即使脱落也难以发现，若不是专业人士很难分辨。因此，我建议大家遵医嘱，务必一次不落地定期做检查。恒牙将一颗接一颗地长出来，窝沟封闭也要毫无疏漏地做好。

除此以外，定期去除生物膜（参照第70页）、涂氟保护漆强化牙体组织（参照第67页）也很重要。刚长出不久的恒牙会大量吸收氟，氟与牙齿成分相结合会生成一种坚硬而抗酸蚀的成分——氟磷灰石。我们医院使用了一种面向6岁以上儿童的特殊设备，能够强化氟的吸收。这种设备通过导入微弱的电流，让涂过氟保护漆的地方更加积极地将氟吸收进牙釉质。

孩子长恒牙后，刷牙时家长要注意观察孩子的咬合。不过，也有一些家长没有注意到孩子长恒牙。为防止这种情况，定期带孩子接受口腔检查是非常必要的。

例如，在开始长第一磨牙时，有段时间牙龈会覆盖牙齿的一部分，牙齿表面凹凸不平很难刷，这时家长必须认真仔细地给孩子刷牙，待磨牙长好后，应及时带孩子进行窝沟封闭。而哪个时机做这些更合适，就需要专业的口腔医生做出判断。

此外，为家长和孩子养成正确的刷牙方式提供支持，也是口腔医生的职责。我们医院会指导孩子们在12岁以前学会自己刷牙。在教他们时，我们会使用一种材料，检查靠内侧的牙齿难刷到的地方的污垢有没有刷掉，如果没有刷掉污垢，这种材料会被染成粉色。我们还会使用辅助刷牙的应用程序，在寓教于乐中让孩子们养成正确的刷牙习惯。

在第二次发育期，也就是青春期到来前，上下12颗恒牙将长齐。对于此前用我们介绍的方法有计划地护理牙齿的孩子来说，窝沟封闭的工作宣告结束，用氟保护漆强化牙体组织的护理也告一段落。

早期蛀牙仍可通过治疗应对

当孩子在小学入学时的体检中检查出早期蛀牙，很多家长都会感到恐慌与不安。

不过，如果是牙釉质尚未被完全侵蚀的轻度蛀牙，就可以不用磨牙，只要好好刷牙就能避免恶化。

如果对早期蛀牙进行窝沟封闭，就把蛀牙也封闭了。为杜绝这种情况，家长一定要做好给孩子精细刷牙的工作。

利用激光治疗早期蛀牙很有效，这是用激光照射蛀牙的部分，将有机质汽化、无菌化，并进行窝沟封闭的疗法。激光照射还能让氟吸收得更好，可谓一石二鸟。当然，磨牙的时候仍会伴随轻微疼痛。

这个阶段仍能只控制而不用治疗，但如果变成黑洞，就需要治疗了。在还没有表现出明显症状时发现轻度蛀牙，正是控制蛀牙的好机会。对家长和孩子来说，这能引起他们的高度重视。这时就要增强保护牙齿的意识，不要让蛀牙发展得更严重。

另外，从这个时候起，孩子的牙齿会有牙垢或牙石附着。特别是下切牙内侧，由于靠近唾液分泌的地方，很容易生牙石。刚长出的小牙，如果刷不干净也很容易附着牙垢。如果置之不理，就可能会发展成蛀牙或牙周炎，但自己往往难以注意到。因此，预防蛀牙和牙周炎的最好办法仍是定期由口腔医生进行检查。

通过唾液检查开始重视预防

同样都刷牙，有的人是容易生蛀牙的口腔环境，有的人则相反。定期检查有无蛀牙风险才是预防蛀牙的捷径。

为此，要去口腔科进行唾液检查。就像前文第41页说的那样，唾液促进再钙化的功能因人而异。

通过检查这一功能，能够判断是否容易生蛀牙。

如果唾液这项功能弱，就需要思考对策，如在吃饭时充分咀嚼、增加刷牙的次数、通过窝沟封闭强化牙体组织及定期去除生物膜等。

可以说,唾液检查是口腔医生与患者之间的一种沟通。

听过口腔医生对唾液检查结果的分析后,我们会了解自己的口腔环境,思考如何预防蛀牙、牙周炎。一旦开始重视,就会改变自己的行动。

蛀牙是一种生活方式病。家长要与口腔医生一起帮助孩子预防蛀牙。

如有唾液检查的条件,希望大家每年都做一次。这样便能持续判断口腔环境是否好转。

牙列开始成形，是着手矫正的关键时期

在换牙的关键时期进行专业的护理

6岁左右是开始换牙的时期，因此，需要经常确认牙齿的生长发育情况。我们这些专科医生也会更认真地向家长说明情况。

这个时期需要判断应不应该进行矫正。例如，下中切牙要换成2颗恒牙，但间隙可能不够用，这就需要关注开始松动的牙齿，并认真仔细地观察。

孩子4岁左右时的牙，隐藏的牙根部分长度是露出部分的2倍。在换牙时，牙根部分会逐渐被吸收，长度变为以前的一半，从而无法再支撑牙齿，于是乳牙开始松动。

可是，有时乳牙牙根还没有变短，恒牙就从乳牙后萌出，如果放任不管，牙列会变得十分拥挤。这种情况下就需要拔掉乳牙，以帮助换牙。

由专业人士细致地守护这段换牙时期至关重要。因为只有他们能通过X线检查正确把握乳牙牙根的状态，判断是否需要矫正，如需要，应进行什么样的处理。

这段时期孩子会换上要用一辈子的恒牙，一定要做好万全的准备。

替牙期的各种麻烦

长第一磨牙的时候，相应位置可能会有异物感，孩子还会觉得刺痒、牙齿咬不着东西等。对此家长倒不必太担心，若想确认原因，可通过X线检查看看牙龈下有没有藏着磨牙。

当孩子上下中切牙开始松动，口腔检查就变得更加重要了。乳牙下恒牙的发育速度存在较大的个人差异。为保证恒牙长在正确的位置，家长就需要勤加关注。

替牙期会发生各种麻烦事。这个时候会有过了正常阶段乳牙还没有脱落的"乳牙滞留"，恒牙迟迟不萌出的"迟萌"，以及其他很多小麻烦。有时下中切牙会从乳牙后萌出。这时可能需要拔掉乳牙，但有时也会自然好转。在这些小麻烦发展成严重的问题前，家长应予以重视并及时加以处理。因此，家长应密切关注孩子的牙列情况，必要时让口腔医生诊断是否需要治疗。

受伤导致的"外伤牙"难以更换

如果幼儿期乳牙受过碰撞，就可能在替牙期发生问题。这就是牙齿及周边组织受损的"外伤牙"。一般来说，外伤牙在特别调皮、容易受伤的男孩身上较常见。

换牙的过程是这样的：乳牙的牙根被吸收，乳牙松动并脱落，新的恒牙就会"钻"出来。可是，如果乳牙是外伤牙，牙根的吸收进展不顺利，就会发展成乳牙滞留。如此一来，恒牙就会从滞留的乳牙旁边硬挤出来，最终导致牙列不齐。

这种情况下，就需要综合考虑替牙期、年龄及发育速度等因素，去口腔医院拔掉乳牙。

① 通过牙齿大小的差异了解情况

患者是一名小学二年级的学生，右上的乳中切牙与另一侧的中切牙相比，有明显的大小差异。经拍摄X线片确认发现，恒牙已经在这颗乳中切牙正上方，正准备萌出。我们立即将乳中切牙拔除，并进行牙列矫正，以使恒牙从正确的位置长出来。

② 3岁时受的伤会影响5岁时换牙

　　患者是来做口腔检查的一名5岁儿童。如下图所示那样，右上的乳中切牙比左上的乳中切牙位置更高，颜色更深一些。外伤牙通常会像这样发生变色。这颗牙恐怕是受到过某种冲击而嵌入牙床，致使位置变高了。我们向孩子的妈妈确认过孩子有无受伤经历，了解到孩子3岁时曾经撞到过面部。这位妈妈对牙齿变色有些担心，也曾去其他口腔医院就诊，医生们都说没问题。然而这位妈妈终究还

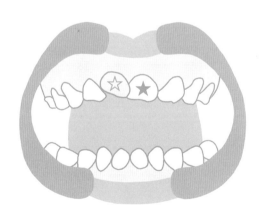

**右上乳中切牙（☆）
位置比左上的乳中切牙（★）
更高，颜色更深一些**

是放心不下，于是前来我院咨询。

我们向这位妈妈说明了孩子牙齿的情况，并预测替牙期可能需要治疗支持。我们告诉她，要定期拍X线片检查牙根的吸收是否正常，另一侧同位置的乳牙开始松动后马上来就诊。了解到只要与口腔医生密切配合就能解决问题，这位妈妈放心多了。

乳牙迟迟不脱落，恒牙迟迟长不出来

乳牙与恒牙的"交接"有时候会很不顺利。下面我举几个例子。

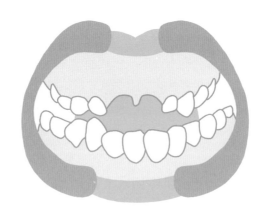

上颌中切牙还未萌出

① 恒牙迟迟不能萌出，立刻做开窗助萌术

一名小学二年级学生的牙齿就像上一页的图所示，下颌咬合部分的中切牙与侧切牙已经换上了恒牙，但上颌的恒牙还没有萌出。我们当即做了开窗助萌术，帮助上颌恒牙萌出。

② 换牙有顺序

乳牙脱落后的牙窝已愈合，上皮已覆盖严实，从而阻碍了恒牙萌出。上皮完全愈合，恒牙就无法依靠自身的力量萌出。

如果置之不理，在侧切牙萌出前，旁边的尖牙就会先冒出来，发生歪向侧切牙空间的"向心倾斜"。这样一来，好不容易萌出的侧切牙就没地方生长了，会倒向内侧，即"舌向倾斜"，进而导致牙列不齐。为防止这种情况发生，就要切开生出左上侧切牙的牙龈，让恒牙萌出。

确保按照顺序换牙是非常重要的。

乳牙脱落3个月后恒牙还未萌出，就要拍X线片确认恒牙的状态。

③ 乳牙埋伏会引起很多问题

有时候，乳牙会因某种原因没有完全长出来，而是呈低位、半埋伏的状态。通过X线检查确认发现，如下图所

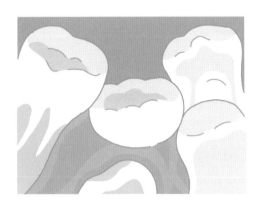

乳牙呈低位，一半埋在牙床里

示，乳牙牙根与牙槽骨粘连，无法发育。乳牙低，牙刷就很难刷到，导致容易生蛀牙，或周围的牙齿倾斜使牙列不齐，进而引发诸多问题。

牙根粘连也会影响乳牙换恒牙，但针对埋伏的乳牙很难进行拔牙治疗。如果强行拔掉乳牙，换牙时旁边的牙齿就会发生倾斜，换上恒牙后，牙列会乱作一团。对于这种情况，需要儿童口腔科医生长期观察牙齿的生长情况，有针对性地开展阶段性治疗。

这种情况难以立即开展外科治疗，需要定期观察半年。要通过X线检查确认情况，同时拔除乳牙，在恒牙长出来前需要一直维持这个间隙，即进行"保持间隙处理"。

中切牙之间出现缝隙

中切牙正中有宽约2毫米的缝隙，这种状态在专业上被称为"正中间隙"（参照第111页）。

年幼时，连接上唇与牙龈的韧带——上唇系带位于牙

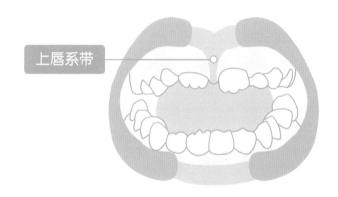

由于上唇系带肥厚导致中切牙分离

龈靠下的位置，常常会伸到两颗中切牙中间。这种情况会随着中切牙的发育、中切牙变大而缓解，因此不是什么大问题。

像上图这样，由于上唇系带肥厚而导致两颗中切牙分离，就需要将上唇系带切除。

随着发育，有些孩子会出现比常规牙齿颗数多长出一颗牙的情况，即"多生牙"。在换成恒牙时，也会发生系

带伸入牙齿与牙齿之间的"附着异常"。这些状况都需要治疗。

虽然都是牙齿之间有缝隙，但原因是多种多样的。探究其原因、思考解决办法正是口腔医生的重要职责。

前牙¹长出后就能知道牙列的情况

那么，如果没有这些严重问题，牙列自然就会长得美观整齐了吗？并不是这样的。小学一年级的孩子中，有40%会出现错𬌗畸形、双重牙等牙列不齐的问题，俗称"丛生牙列"。而当上下各长出4颗前牙（即中切牙和侧切牙）时，牙列将来的发育情况就可以判明了。

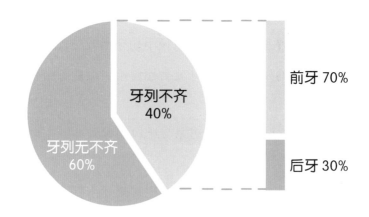

---

1 从解剖学角度看，前牙包括中切牙、侧切牙和尖牙。

恒牙萌出，颌骨也逐渐成形后，有的家长开始担心孩子牙列不齐。

如果自然而然长成美观的牙列，那当然是最理想的，然而有的孩子牙列会出问题。这个时期如果牙列不齐，往往很难自然好转，因此，我们建议咨询口腔正畸科医生。这种情况下，为争取做不拔牙的矫正，就需要在小学一二年级阶段开展治疗。

预测将来牙列的方法如下：

上颌中切牙长出来后，要请口腔医生做口腔检查，测量上颌中切牙的宽度。男孩恒中切牙宽度的平均值为8.6毫米，女孩则为8.2毫米。如果长出来的中切牙宽度过大，就需要关注上颌大小是不是与之匹配，以及侧切牙（从中间数第二颗前牙）长得是否正常。

通过上颌中切牙的大小可预测之后牙列的情况。我将在下一页进行介绍，请大家自行参考。

通过中切牙的大小
预测牙列与治疗的流程

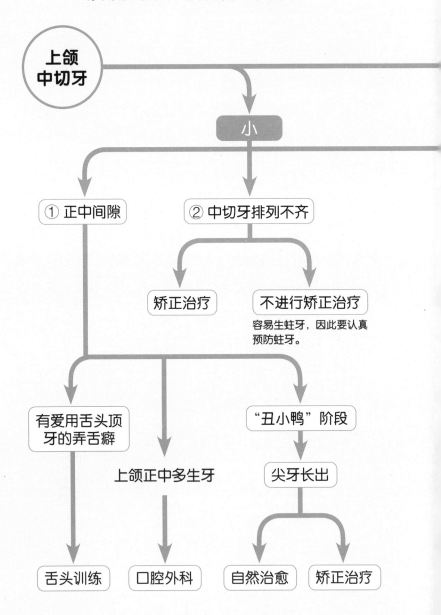

上颌中切牙

小

① 正中间隙

② 中切牙排列不齐

矫正治疗

不进行矫正治疗

容易生蛀牙，因此要认真预防蛀牙。

有爱用舌头顶牙的弄舌癖

"丑小鸭"阶段

上颌正中多生牙

尖牙长出

舌头训练

口腔外科

自然治愈

矫正治疗

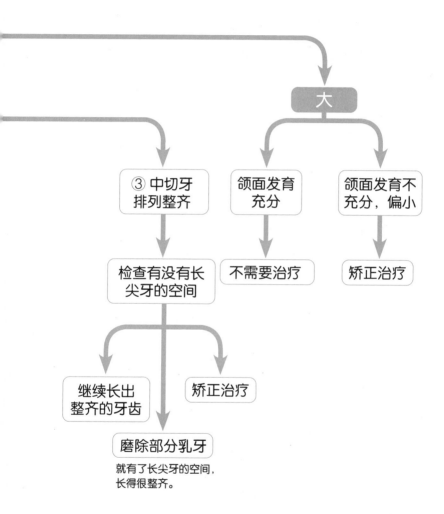

大

③ 中切牙排列整齐

颌面发育充分

颌面发育不充分，偏小

检查有没有长尖牙的空间

不需要治疗

矫正治疗

继续长出整齐的牙齿

矫正治疗

磨除部分乳牙

就有了长尖牙的空间，长得很整齐。

在乳牙阶段确保换牙的空间

孩子的尖牙在10岁左右替换，但从下面长出来的恒尖牙在解剖学上偏大，有时牙齿的间隙容不下，就会叠在其他牙齿上长出来，即"双重牙"。

这种情况下就要磨去一小部分里侧的乳牙，确保尖牙换牙的空间，引导其从更好的位置上长出来，这叫作"邻面去釉"，要将乳牙的釉质磨去1~2毫米。因为釉质上没有神经，所以即使磨除一部分也不会感到疼痛。

乳牙脱落后，如果缺乏相应的空间，就需要设法引导恒牙整齐地长出，而不是放任不管。这样不需要进行矫正治疗也能让牙列变整齐。

话虽如此，恒牙完全长出来之前都不能马虎大意，家长一定要及时关注孩子尖牙的生长情况。

从幼儿、少年时期开始矫正牙齿好处多多

我建议孩子在幼年期就做牙齿矫正治疗，因为这比成年后再治疗好处更多。首先，我将从牙列矫正是什么及其原理开始讲解。

◉ 邻面去釉的步骤 ◉

1 乳尖牙脱落后，为确保恒尖牙生出的空间，将第一乳磨牙磨除1~2毫米。

2 第一乳磨牙脱落后，为给第一前磨牙创造空间，将第二乳磨牙磨除约1毫米。

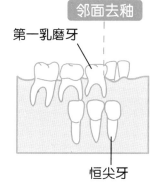

邻面去釉

第一乳磨牙

恒尖牙

邻面去釉

第二乳磨牙

第一前磨牙

3 第二乳磨牙脱落后，等待第二前磨牙萌出。

4 因为有替牙间隙，第二前磨牙顺利长出，形成了整齐美观的恒牙牙列。

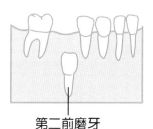

第二前磨牙

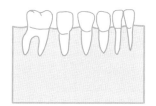

一颗牙因为某种原因脱落后，开始还留有这颗脱落牙的间隙，但慢慢地这个间隙会越来越窄。这是因为牙槽骨代谢活跃，会发生改建。牙周膜中有血管和神经，这一部分受刺激后会变成信号，促使骨骼（牙槽骨）生长，而牙槽骨上的牙齿也会随之移位。

利用牙槽骨的代谢，给牙齿与牙槽骨之间的牙周膜施加持续的力，能够将牙齿往各个方向移动，这种治疗方法就是儿童矫正（一期治疗），能尽量做到不拔牙。

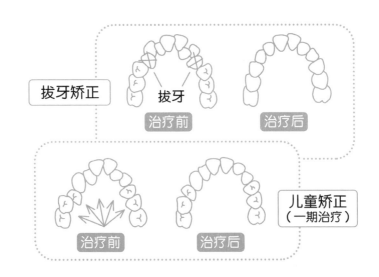

大多数畸形牙列都是因为颌面发育不充分导致空间不足，牙齿拥挤不堪引起的。

为消除这种情况，我们医院使用儿童矫治器等在发育期对颌面和牙列进行调整，从而形成整齐的牙列。然而，成年后由于颌面形状和大小都已经固定，有时不得不通过拔牙创造空间，以便让牙齿移动，这种矫正叫作"拔牙矫正"。即使矫正治疗进行顺利，牙列仍有可能反弹，恢复到原先的畸形状态。

在这一点上，幼儿期的矫正就能巧妙利用颌面的发育，尽可能地防止反弹。只有在这个时期，能够促成牙齿之间形成正确的位置关系。

在要长牙的时候预留牙齿萌出的空间，牙齿就能长得端正。可是，如果因为颌面偏小等原因导致牙齿萌出的空间不足，牙齿就会扭曲成不自然的状态。这种已经畸形的牙齿则无法自然恢复。

关注换牙的重要性

一个9岁的女孩时隔很久又来到我们医院。

她的右上尖牙没长出来，但后面的第一前磨牙已经先

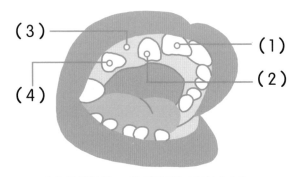

尖牙萌出前，前磨牙先长出来了

冒出来了。

由于前磨牙（4）先钻出来，长尖牙（3）的空间就没有了，这样下去一定会变成双重牙。我告诉孩子家长需要做矫正治疗。

我认为，在孩子小学低年级阶段尤其需要让口腔医生检查换牙的情况。

这个女孩是小学三年级学生。每天忙着上补习班、学游泳、练钢琴。家长看了觉得没问题。女孩本人也没说什么。孩子没说牙疼，家长就默认孩子没有蛀牙。这其实是普遍存在的误区。

小学低年级阶段，乳磨牙的替换将有序进行。我认为，这段时期，为促进顺利换牙，应定期去口腔医院进行检查。

以这个女孩为例，如果在长尖牙的约1年前根据牙冠

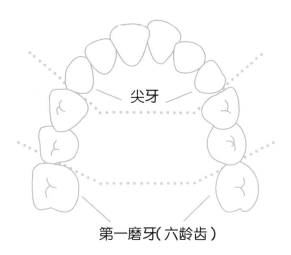

尖牙

第一磨牙(六龄齿)

与牙根的比例预测长尖牙的时间，尽早治疗、解决空间不足的问题，引导尖牙长在正确的位置，也许就能避免这种双重牙。

之前我讲过口腔检查的重要性。虽然牙不疼，也没有蛀牙，但如果来做口腔检查，就不会发生这样的情况。真是无比遗憾。

注意到牙列异常时就要开始治疗

那应该从什么时候开始做矫正治疗呢？我建议只要注意到牙列异常就要开始治疗。最理想的就是在中切牙开始更换的6—7岁时，使用可取下的矫治器让8颗切牙排列整齐，只这么一下面部就能变得更美，短期内就能见效。这种机会只有在这个年龄段才有，因此，这时家长注意到孩子的牙列异常就要做矫正治疗。

此外，如果有"地包天"，即反𬌗（参照第111页）的情况，越早治疗越能有效矫正。3岁的孩子体检时如被指出是"地包天"，观察半年仍不见好转的话就一定要去口腔正畸科就诊。

我经常听见家长说，去其他口腔医院咨询孩子牙列问题时，医生会说"观察到换恒牙的时候再说吧"。

我觉得这很可惜。颌骨的发育在第一次发育期，即6岁左右就已经完成80%了。要是就这么放手不管，本来能治好的牙列问题也会变得难以治愈。

女孩平均从9岁半，男孩从10岁起生尖牙，这时正处于第二次发育期。

在骨骼等急剧变化的这个时期，治疗更加复杂，费用与治疗时间往往也会随之膨胀。

不良的牙列是什么样的

说起牙列不良，其实有很多种情况，具体可参考下图。

7 种
咬合不正

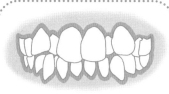

①错殆

牙列错乱不堪。

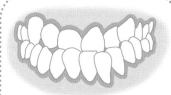

②反殆

也称"地包天"，下前牙向前凸出。

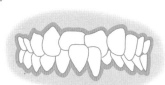

③交叉咬合

磨牙和切牙的咬合错位。

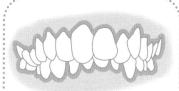

④深覆殆

上前牙盖过下前牙太多。

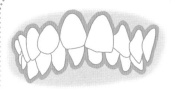

⑤前凸

也称"龅牙"，前牙凸出。

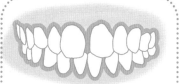

⑥正中间隙

也称"间隙牙"，即前牙中心有间隙。

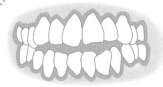

⑦开殆

上下前牙之间有间隙。

牙列不仅要排列整齐，上下牙还要正确咬合，这才是良好的牙列状态。若上下牙因为某种原因不能正常咬合，那也是咬合不正的一种。

无论是哪种情况，只要认真制订治疗计划，遵循口腔医生的建议，接受矫正治疗，就一定会好转，为之烦恼的家长一定要去咨询口腔医生。

儿童牙齿矫正治疗的流程

儿童牙齿矫正治疗中，在初次就诊当天，医生主要观察孩子口腔与面部骨骼，并进行问诊。根据这些信息，判断现在或将来是否需要矫正。

初次来就诊的患者，多是在医院口腔科诊察中已被查出可能有咬合不正，或者家长发现牙齿有问题的孩子。这种情况就要以已发现的问题为主，一边询问，一边检查。

具体的检查有"拍摄面部及口腔内照片""测定咬合压、口唇肌力、舌压""拍摄X线头颅定位片""拍摄口腔全景片""口腔颌面锥形束CT检查"等。检查时仅需承受极微量的放射线辐射，对身体没有影响。

通过口内扫描仪可无痛取模

传统取模是将膏状的模型材料放入口腔中，并等待其固定，对大人来说可以凭借意志力忍住，但对不习惯口腔出现异物感的孩子而言，会表现得非常抗拒，甚至想呕吐，导致取模困难。

采用口内扫描仪取模完全不用这种材料，也不需要往口腔中塞什么东西。

只要保持口张开，放入光学扫描探头，在口腔中转一圈即可，几乎用不了多少时间。此外，有的机型还附加了通过近红外线探测蛀牙的功能。

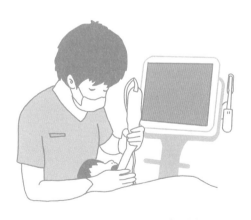

通过口内扫描仪无痛拍摄

各种矫治器

之后，要根据口内扫描仪的扫描数据制作矫治器。矫正的顺序是先调整从中切牙到尖牙部分的牙列，因此，要准备针对这一部分的矫治器。

实际使用的矫治器也几乎都是孩子们能轻松取下、无痛佩戴的型号。

其中很多种矫治器睡觉、刷牙时也不必摘取。下面介绍的几款矫治器就是目前在临床中常用的类型。

平面导板矫治器

这是一种矫正牙齿凹凸不平的装置，装在牙齿内侧。

由塑料平面导板、螺丝、钢丝组成，能够让牙齿移动、颌面扩张，从而使牙齿排列整齐。矫治器的佩戴时间为一天至少14小时，可自由摘戴。

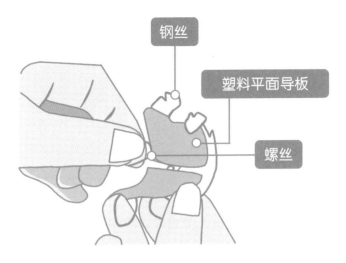

钢丝

塑料平面导板

螺丝

平面导板矫治器的结构

牙套型成品儿童矫治器

这种矫治器可从乳牙期开始使用，能自行摘取，用于调整"舌头顶牙齿的力"与"唇压牙齿的力"之间的平衡。在家时和睡觉时尽量长时间佩戴。这种矫治器的材料柔软，因此，用起来疼痛感或异物感都比较低。此外，因为有弹性，所以也不易损坏。不用取模即可使用。

可从3岁开始使用这种矫治器，治疗期间不会对日常生活造成较大障碍。

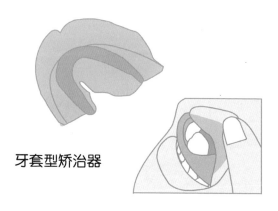

牙套型矫治器

　　除了改善咬合不正、地包天、龅牙及错乱的牙列，还具有改善口呼吸的效果。

　　这些矫治器可以让切牙和尖牙排列整齐，从而有助于磨牙的矫正。

孩子容易接受的矫正治疗

　　这种利用了颌骨发育的儿童矫正，虽然好处多多，但也有难度。它很难进行以颗为单位的矫正，能否形成理想的牙列也存在个体差异。

　　此外，有的朋友可能对矫正治疗有些抵触。大家印象中的矫正多是指钢丝矫正，不少人会担心矫正时的疼痛或

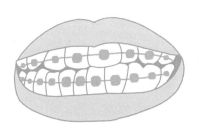

钢丝矫正特别
引人注目

透明的牙套
不易被发现

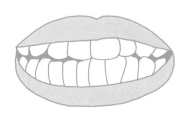

不好看等，迟迟无法下决心。

　　因此，我们采取尽量减轻疼痛与不适感的方法开展儿童牙齿矫正治疗。其中，我们认为可以问心无愧推荐给大家的牙齿矫正方法，就是这种"几乎透明、不易被发现"的隐适美隐形牙套矫正，这种疗法能为处在生长发育过程中的小患者调整牙列。

　　这套矫正治疗系统，是将可自行摘下的透明牙套在吃饭以外的时间一直戴在牙齿上。这种牙套每7天就要替换成容纳牙齿的部位偏离0.25毫米的新牙套。牙套是用医用塑料制成的，由于是在不勉强的自然范围内促使牙齿移动，所以几乎感觉不到疼痛或异物感。戴着的感觉就好像穿刚买的鞋子，一开始觉得有点紧，但会渐渐适应。

这种牙套不惹眼，能定期更换，非常卫生，吃饭时也能摘下来安心地享用美食。与传统的钢丝矫正相比，去医院的频率可保持在两三个月一次。这是一种基于计算机辅助设计的划时代的治疗措施，几乎能够避免所有可能发生的潜在问题。

迄今为止，已经有约1 500位患者在我们医院接受了隐形牙齿矫治器治疗，包含7~80岁各个年龄层的患者。当然，我和医院的员工也使用了隐形牙齿矫治器，亲身体验其效果。

来就诊的患者也纷纷欣喜地表示：

"谁都没发现我的牙套，牙齿变得很美观，真开心！"

"能放肆地开口大笑了。"

"对着镜子看到牙列变整齐，就觉得做了矫正真好！"

非拔牙矫正对孩子而言是最佳选择

这种牙套型定制矫治器中，有的款型适用于7岁左右的孩子。即使在还有乳牙的这个年龄段，仍能够让所有牙齿移位。

这种儿童隐形牙齿矫治器能够矫正先长出的8颗切牙，还可以让第一磨牙长在正常的位置，充分留出前磨牙排列的空间，从而引导接下来生出的牙齿长在正常的位置。这种矫正还能够引导牙齿前后、横向、垂直发育，是塑造理想牙列的捷径。

我们特别重视的一个诊断要点，是通过口腔CT确认骨内前磨牙的方向与宽度。在这个时期的牙列矫正中，如果说平面导板矫治器与牙套型儿童矫治器是辅助治疗颌面发育不充分的装置，那么用于儿童矫正的隐形牙齿矫治器则是塑造正确牙列的治疗。

不过，能接受这种治疗的乳牙是有条件的：第一磨牙已经萌出，且切牙中至少有两颗牙萌出三分之二以上。此外，其他乳牙、恒牙的萌出情况也是判断的依据，因此，由专科医师进行专业且正确的判断特别重要。

由于隐形牙齿矫治器是短期更换的全定制型矫治器，所以费用比平面导板矫治器和牙套型儿童矫治器更高。

儿童用的隐形牙齿矫治器的佩戴时间大约是1年半。隐形牙齿矫治器的治疗（一期治疗）结束后，要使用仅夜用的牙套等待换牙。作为二期治疗的收尾，可佩戴成人用的隐形牙齿矫治器，以形成更好的牙列，防止效果出现倒退。

是否需要开展二期治疗会因发育情况而出现个体差异，不一定必须进行。每个孩子的换牙情况各有不同，不过一般而言最好从七八岁开始。这是因为只有在乳尖牙与乳磨牙还没有松动的时期，才能充分让牙齿移位。此外，在第二磨牙长出来之前可以让第一磨牙向后方移位。这个时期可以充分利用儿童隐形牙齿矫治器的特性，调整好上下第一磨牙的位置。

因为要尽量不拔牙而为恒牙萌出创造空间，所以等到所有牙齿都替换完就为时太晚了。

一般人们常听说的矫正治疗要等恒牙长齐后再开始，而且是以拔牙为前提，还可能会旷日持久，这些都难免让人担忧。

现在，很多家长都表示希望在孩子"小升初"之前完成治疗，考虑到这些，我建议尽可能在孩子学习压力较小的时间段就开始治疗。

第 **5** 部分

12—18 岁

精细护理牙齿，正确的矫正有助于培养自信

养成预防蛀牙的习惯，完成矫正治疗

步入青春期，孩子们将真正迎来精神上的独立。家长一定为孩子的独立感到很欣慰吧。不过与此同时，孩子不听家长话的情况也相应增加。在牙齿护理这方面，不如人意的地方会增多。

家长一定要让孩子在这段时期坚持预防蛀牙的饮食习惯与刷牙的习惯。

接下来，我将主要围绕牙列矫正展开阐述。

这一时期，可使用成人隐形牙齿矫治器

前文我已经介绍了儿童隐形牙齿矫治器，接下来的年龄段，我建议利用成人隐形牙齿矫治器积极进行矫正。

这种透明的薄款特殊矫正牙套可以在吃饭、刷牙以外的时间佩戴，得益于技术的发展，成人牙套定制矫治

器已能够治疗以往人们普遍认为牙套不能治疗的一切牙列病例。

很多人，甚至连正畸科医生都会误以为，使用钢丝与托槽的治疗才是真正的矫正治疗。可是，患者却希望有更舒适简便的治疗方法，并期待与钢丝治疗有同等的治疗效果。

治疗不仅是为了让患者拥有理想中的笑容与相貌，矫正咬合错位，还要了解患者希望的治疗方法，这一点也很重要。如果利用适宜、透明的定制型牙套矫治器开展治疗，治疗效果也绝不会打折扣。

我们医院从2006年开业起，就开始应用成人隐形牙齿矫治器对患者开展治疗，最近开始在针对小学低年级儿童的矫正治疗中使用这种儿童矫治器。

钢丝治疗一般要等恒牙全部长齐后才开始，与此相比，隐形牙套治疗可以让孩子在恒牙长齐时就形成良好的牙列。

这种牙套也不会被周围的人注意到。问及戴上牙套有什么不适时，孩子们都笑着说完全没问题，还向我们比"OK"的手势。

另外，有些家长从年幼时就因自己的牙列不齐而感到自卑，越来越多的家长开始和孩子一起利用隐形牙齿矫治器进行治疗。

青春期采取隐形牙齿矫治器矫正的好处

关于青春期采取隐形牙齿矫治器开展矫正的好处，我将对照传统的钢丝治疗展开介绍。这些与第4部分的"儿童隐形牙套矫正"是相通的。

① 不必在意对外貌的影响

步入小学高年级，孩子开始在意自己的外貌。"不喜欢钢丝牙套"的情绪比大人还要强烈。如果采取隐形牙套矫正，别人就看不出孩子在做牙齿矫正，这是一大优点。

隐形牙齿矫治器的厚度小于0.5毫米，由透明的医用塑料制成，因此，戴上后别人几乎不会注意到。

如果采取钢丝矫正，就必须使用固定牙齿的装置——托槽，矫治器无论如何都十分惹眼。透明的牙套就不会这样，可以不必在意对外观的影响，同时开展矫正治疗。很多就诊的孩子都表示："不喜欢钢丝矫正，如果是透明的牙套还可以接受。"

不少患者在学校、职场等环境下进行治疗而不被人察觉。有的患者和朋友说起自己正在做牙齿矫正治疗，朋友却一脸惊讶地表示没注意到；有的朋友在了解后也想做这种矫正，于是也开始接受同样的治疗。

这段时期的治疗以实现最终的良好咬合为目标。尊重孩子本人的意愿有助于达成最好的结果。

此外，钢丝矫正还容易出现摔倒后或被球撞击后矫治器割伤口腔的风险，而隐形牙套的好处就在于大大降低了这样的风险，完全不影响课外活动。另外，不用钢丝也不容易引起口腔溃疡。

最近，"母女组合"一起开开心心接受这种矫正治疗的案例也在增多。

② 无疼痛

钢丝矫正是口腔医生结合牙齿的活动，通过拉伸钢丝施力让牙齿移位。与此相比，隐形牙齿矫治器的材料更柔

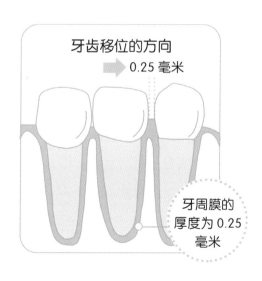

牙齿移位的方向
➡ 0.25 毫米

牙周膜的厚度为0.25毫米

软，而且牙套与牙齿的接触面积更大，力量分布更均匀，施力也更精准。

因此，几乎感受不到勉强佩戴钢丝矫治器导致的那种疼痛感。

③ 更卫生

钢丝矫正要到治疗结束才能摘下矫治器，因此残留在口腔内的食物残渣容易滋生细菌。因为一直戴着牙套很难好好刷牙，所以存在容易生蛀牙的问题。

隐形牙齿矫治器可摘卸，吃饭或刷牙时摘下牙套即可。因此，与钢丝矫正相比，蛀牙细菌对牙齿的附着可大幅减少。

另外，牙套每7~14天就要更换成新的，用完即抛。因此，治疗更加干净卫生。

④ 不必担心金属过敏

钢丝矫正用的钢丝为金属制品，对金属过敏的人无法使用。透明牙套由高分子材料制成，不必担心金属过敏，可以放心使用。我们医院在使用辅助装置时，也尽量选择不含金属的款型。

⑤ 不必经常去医院

与钢丝矫治器相比，采取隐形牙套矫正治疗的患者去医院的频率大大降低。医院可以提供全部牙套，每7～14天可自行更换。

隐形牙齿矫治器的治疗流程

接下来，我将通过我们医院的案例介绍隐适美隐形牙齿矫治器的治疗流程。

在这种治疗中，制订最初的治疗计划特别重要。如果制订治疗计划这个环节出错，不仅会影响矫正的效果，还容易发生意想不到的事故。因此，一定要由具备专业知识与丰富经验的口腔医生进行治疗。

① 免费咨询

这一阶段，口腔医生会听取患者陈述病情，并说明治疗方法等。

首先，医生会诊察患者的口腔情况，利用口内扫描仪进行详细的检查，再利用独特的软件绘制矫正治疗后的效果图来显示矫正后的最终位置。患者可在开展治疗前视觉确认效果，这样沟通起来就更容易。我们医院会根据患者的意愿，通过电子邮件发送目前牙列的状况与治疗后的效果图。这样也便于患者了解自己牙齿的真实情况，并做出是否进行下一步治疗的决定。

在我们医院，多是妈妈带着孩子来的。有的妈妈在童年时期就有矫正治疗的沉痛回忆，或者对自己的牙列也不满意，因此不想让孩子重蹈覆辙。我建议对尚处在生长发育期的孩子采取不拔牙的矫正。

② 精密检查

为进一步研究患者的牙齿状态，医生还要拍摄口腔照片和矫正治疗专用的X线片。另外，制作牙套也需要牙齿数据。

以往的矫正治疗需要把膏状的材料含在口中进行牙齿取模，但隐形牙齿矫治器不需要这样取模，只需要用口内扫描仪扫描口腔即可。这种方法既不费时间，也没有痛苦。

③ 治疗计划模拟确认

接下来，是在获得数据的基础上制作牙套。

首先进行模拟确认。我们会把拍摄到的患者牙齿数据与治疗计划一起发送给制作矫治器的企业，那边的程序员将据此制订治疗计划的初期方案。

医生将给出详细指导，并完成牙列整体治疗计划的模拟。然后，医生再和患者一起确认最终的治疗计划。

这时，医生会留出时间再次说明治疗所需的时间，以及拔牙与不拔牙治疗的区别。

④ 在等待牙套制成期间做好准备

在征得患者同意后，就要进入牙套的制作阶段了。

在牙套送抵前，我们会为患者治疗蛀牙，为需要拔牙的患者进行拔牙处理，为矫正治疗做好准备。不同的治疗由相关领域的专科医师负责。

顺便提一句，进行过拔牙矫正治疗的人，其牙套上会带有白色假牙，因此外观上不会引人注意。

⑤ 正式开展矫正治疗

等待大约1个月，牙套实物将送抵。

每7~14天就要更换新的牙套。可每两个月来一次医院，确认使用情况、牙套是否适配等。

患者每次来医院时我们会提供多个牙套，由其在家自行更换。

佩戴时间为除吃饭和刷牙以外的所有时间（22个小时

以上），如能认真佩戴，牙齿的移位就能更早完成。

⑥ 治疗结束，进入维持阶段

治疗结束的时间因人而异，不过如果佩戴正确，一般来说不拔牙的话约1年就能结束，拔牙后进行矫正治疗则需要1年到1年半的时间。这与要花费几年的钢丝矫正相比时间更短。

治疗后为防止反弹、保持整齐的牙列，还设定了为期2~3年的维持阶段（使用一种名为保持器的透明维持装置）。在这个阶段，为做好牙齿的维护，每4个月需要接受一次口腔医生的诊察，并遵循其指导维持牙列。

生蛀牙了怎么办

在必要的情况下，我们在开展矫正治疗的同时也会对蛀牙进行治疗。

除了传统的蛀牙治疗方法，我们医院还引进了CAD/CAM集成系统，即计算机辅助设计与制作系统，能够用接近天然牙齿的材料在短时间内制作出好看的义齿。

口腔科用的CAD/CAM集成系统是指用计算机设计制

作牙齿修复体的系统。我们使用最尖端的口内扫描仪扫描需要矫治的部位，让这部分牙列在显示器上显示出来。然后我们在计算机上设计修复体图纸，并使用铣床——一种自动切削机械，依据数据将义齿从陶瓷材料上切削下来。

拥有CAD/CAM集成系统的口腔医院当天就能制作完成，耗时短、更经济。此外，由于不用金属，而是使用具有身体亲和性的材料，所以不用担心过敏。其强度与天然牙齿相同，咬合感觉、磨损程度等都非常自然。采用这种疗法，蛀牙复发率也很低。

如果是使用隐形牙齿矫治器的患者，开始治疗时已经用口内扫描仪拍摄了牙齿数据，那么利用该数据就能立即制成与原先牙齿形状相同的修复体。

当然，使用隐形牙齿矫治器的治疗过程中如出现蛀牙，同样也能予以治疗。

担心口腔出现刺激感、疼痛该怎么办

牙根表面的釉质很薄，随着年龄增长，牙根露出来，接触冷东西时易引起知觉过敏。普通的矫正治疗会对一部分牙齿造成较大负担，牙根露出容易发生知觉过敏。而隐形牙齿矫治器就不会施加强力，因此，几乎没有收到过这种反馈。

此外，虽然对于疼痛的反应存在个体差异，但我们几乎没有收到过任何这样的投诉。不过，也有患者反映稍有牙齿悬空似的异物感，但过了一周就能适应。我们医院会给患者打电话，确认佩戴的感觉。

第 **6** 部分

18 岁以后

牙齿美观程度决定
个人形象——18 岁
以后的牙齿美容

18 岁以后，牙列不齐与蛀牙的预防告一段落，接下来的目标是让牙齿更美观

做牙齿美白的人逐渐增多

从高中毕业后，孩子们会进入大学或开始工作，他们所处的环境越来越广阔。在社会生活中，整齐的牙列、洁白的牙齿能够提升一个人整体的美感。孩子自身也会在意周围的眼光，并开始认识到牙齿健康的重要性。

对于这段时期的矫正，我们建议采用以不拔牙为前提的隐形牙齿矫治器。这一时期，如果能同时开始做牙齿美白，给人干净的印象，那就是锦上添花了。

近年来，为牙齿美白去口腔医院的年轻人大大增多，男女都有。

过去，牙齿美白普遍被认为是专属于演艺圈人士或体育明星的奢侈风尚，但随着在家也能轻松进行牙齿美白的方法的普及，以及重新认识到牙齿美白本身价值的人越来越多，现在牙齿美白正成为隐形的潮流。

在前面的章节我也提到过，亲子共同接受隐形牙齿矫治器治疗的家庭正在增多，接下来即将介绍的牙齿美白也是如此，亲子共同美白的情况也很常见。他们一起体验过后就有了共同话题，彼此沟通也变得更加顺畅。

洁白的牙齿让人更有魅力

牙齿的健康状态不同，给别人的印象也大有不同。

心理学研究表明，洁白的牙齿会给人以年轻、知性、干净利落的印象。

2013年，英国进行的一项调查结果显示，牙齿洁白的人看上去比实际年龄平均年轻5岁，面试的通过率也更高。面试官当然不是凭牙齿决定面试者是否合格，但是，如果有一口洁白的牙齿，会感到这个人知性、干净利落，并富有活力。这会让人产生此人潜在能力强的印象。

我自己也接诊过很多患者，总有一种牙齿洁白的人格外开朗的印象，牙列看上去也更加整齐。

牙齿变白有利于形成积极开朗的性格

无论男女，"容貌焦虑"都会产生种种弊端，如行为举止没有自己的风格，无法积极向上，不擅长沟通。

如果牙齿泛黄、牙列不齐，很多人就会避免在别人面前大笑、爽快说话。这样就"封印"了独具魅力的自我表达方式，实在让人遗憾。

听过不少接受牙齿美白的人诉说感想，他们几乎都说做了牙齿美白后，自己的性格比以前更积极开朗了。

"笑容多了""对自己的笑容有了自信""不害怕和别人当面沟通了"……很多人通过牙齿美白发生了行为举止与内在的变化。

为了抓住机会让自己更有自信、活出自己的风采，想做牙齿美白、希望通过牙齿美白提升自信的人也会越来越多。

牙齿美白有助于强化牙齿、预防蛀牙

美白剂含有让牙齿变白的成分，即过氧化脲。这种成分初次被用于牙齿美白其实十分偶然。

20世纪60年代，美国开始将过氧化脲用作杀灭牙周病细菌的药剂。1968年，一名进行牙列矫正后使用牙套型保持器的患者得了牙龈炎。口腔医生为了治疗牙龈炎，将含有过氧化脲的凝胶注入牙套让患者戴上。不久，牙龈炎得到改善，同时还发生一件意想不到的趣事——患者的牙齿变白了！对于这个意外效果，患者大喜过望。从此，过氧化脲开始被用于牙齿美白。

因为过氧化脲具有杀菌效果，所以做美白的患者也不易发生牙周病。

此外，进行美白后，牙齿吸收氟会变得更容易。研究结果表明，美白后的牙齿即使不使用氟保护漆，唾液促进再钙化的功能也会有所提高，使牙齿更能耐受蛀牙细菌产生的酸。

以前，人们误以为美白对牙齿有害，但现在我们知道了，美白实际上有强化牙齿、预防蛀牙的效果。

先从清理牙齿表面的污垢开始

无论什么人，其幼儿期的乳牙都呈通透自然的白色。然而，遗憾的是随着长大成人，牙齿上会附着各种污垢，让牙齿失去原有的美感。

牙齿变色大致有两个原因。其一是长期喝咖啡、喝茶、吸烟等让牙齿被染色，其二是年龄增长导致牙齿泛黄。

咖啡、红茶、香烟、红酒、咖喱等给牙齿染上的颜色，可以在美白前加以清理。

污垢是附着在牙齿表面的，在口腔医院进行专门的清理即可去除，去除牙垢的牙齿也会更好看。

然而，即使进行过清理，可能仍觉得牙齿整体隐隐泛黄。随着年龄增长牙齿变黄，是因为漂亮的半透明白色釉质下的牙体组织变厚，透过釉质能看到牙体组织的黄褐色。

服用某些抗生素，牙齿也会受其影响变成茶色。而如果蛀牙或牙周病严重、牙神经坏死，则只有发病的那颗牙会稍发黑。

对于这种不是由牙齿表面污垢引起的牙齿本身的变色，仅进行常规的清理不会让牙齿变白。要想使其更美观，只有通过美白。

多做几次，让牙齿一点一点变白

美白的方法就是将含过氧化脲等成分的美白剂涂在牙齿上，并用光照射，使牙齿色素分解，即"牙齿冷光美白"。

衣服泛黄可以漂白，但漂白过度会伤到衣料。

牙齿美白也是一样，美白剂的用量过多、美白次数过多，都会伤及牙齿和牙龈。

为避免这种情况，可以多做几次，慢慢地、一点一点地让牙齿变白。如果希望在重要活动前完成牙齿美白，可以咨询口腔医院的医生，他们会计算牙齿美白的结束日期，据此制订合理的日程表。

重要的日子，如婚礼等一旦确定，就可以从一年前开始有计划地做牙齿美白。不过，很多人并不知道牙齿美白需要花时间。到了临近重要日期时才慌忙跑来医院的例子不在少数。

因此，我希望大家都记住，牙齿美白需要有耐心、有计划地进行。

两种牙齿美白的方法

接下来，我将向大家介绍牙齿美白的具体方法。

牙齿美白分为在口腔医院做的"诊室美白"与在家做的"居家美白"两种。

诊室美白是把具有美白效果的凝胶涂在牙齿表面，然后用光照射使色素分解，是针对上下切牙和尖牙（共12颗）的美白。诊室美白的优点在于做一次就能切实感受到变白。哪怕只做一次就有这样的效果：牙齿内部的泛黄很难看出来了。

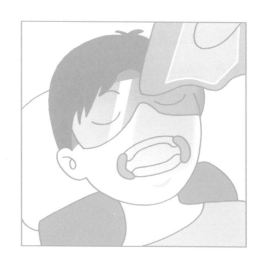

诊室美白

如果出现婚礼将近等情况，一定要在有限的时间内让牙齿变美观，则有高浓度美白这种方法。涂凝胶后用光照射10分钟，做3次。接下来每周去一次医院，重复几次。然后再进行让污垢难以附着的精细刷牙。这种方法可以在短时间内让牙齿美白度大幅提高。不过，有时可能会让牙齿受损，因此，采用这种方法做牙齿美白的时候要注意观察。

居家美白是将凝胶涂在定制的牙套上，戴在牙齿上1~2小时。每天这样做最理想，不过每周只做3天左右也会有效果。与诊室美白相比，这种方法花的时间更长，但效果保持得更久，还能增加牙齿的光泽度和透明感。

牙齿美白的效果因人而异

当患者咨询牙齿美白相关事宜时，我一定会告诉他们"美白效果具有个体差异"。采用同样的美白方法，牙齿能白到什么程度是因人而异的。因此，不能一概而论地说"做到这一步一定会变白"。当然，肯定会有效果，但有的人受其牙体组织所限，要达到满意的程度可能要比原计划多做几次。

此外，受以往长期服药的影响牙齿无法变白的人，以及接受根管治疗、牙神经坏死的人即使做了牙齿美白也很难有令人满意的效果。还有一些人做了牙齿填充，由于不是自己原本的牙，牙齿的颜色也不会发生变化。

牙齿美白的药剂有很多种，用浓度高的美白剂，牙齿变白的效果当然会更好。然而，有时牙齿也会感到刺激、疼痛，对此医生应充分护理，尽量避免这些情况，同时提出适合患者的方案。

不是所有人都适合做牙齿美白

牙齿美白的药剂与口腔消毒剂的药剂成分几乎相同，基本上不用担心会有危害健康的副作用。

不过，有的人也会对某些药剂过敏。即使此前没有药物过敏的人也可能会突然出现过敏反应，因此，美白剂的使用应先从少量开始。

需要注意的是，怀孕、哺乳中的女性不能做牙齿美白。如果你是过敏体质，或体内缺乏分解药剂成分的酶（无过氧化氢酶血症），在咨询或者就诊时一定要主动说明情况。因为这类情况下，用药要极其慎重，严重者可能完全无法施术。另外，15岁以下的未成年人由于牙齿尚未发育充分，我们医院会拒绝为他们做牙齿美白。

如果有蛀牙、牙周病、知觉过敏或做过牙齿填充等情况，则应在充分治疗后再进行美白。

当药剂附着在牙龈上时，有的患者会感到刺痛。这种情况下，应提前在牙龈上涂抹防止渗透的凝胶。施术后患者有可能会出现牙齿疼痛，不过这几乎都是短暂的偶发现象，不必过分担心。如果不适症状持续，建议到实施治疗的口腔医院咨询。

为了全身的健康，更要护理口腔

做牙齿美白前需要做的事情很多，如前述的治疗蛀牙或牙周病，进行基础的牙齿清洁，等等。

认真做好口腔护理后，牙齿表面会变得光滑，口腔也会很清爽，让人感到舒适。

在此基础上如果再进行美白，会不禁感觉外貌美观度大大提高。这让人不仅更有自信，做好口腔护理的动力也大大高涨。这一点非常重要。

美白的目的不止是让自己变得更好看。追求牙齿的美观性，不仅有利于保持牙齿与牙龈健康，还有利于让人一直能用自己的牙齿好好吃饭，健康、自立地度过一生。

不少患者都以做牙齿美白为契机增强了口腔保健意识，并决心实现我们口腔医院提出的目标："10年、20年后也要一直用自己的牙齿吃饭，保持健康。"

牙齿矫正也是同样的道理，这一点牙齿美容科与致力于促进口腔健康乃至全身健康、实现健康长寿的预防口腔科是相通的。

希望大家务必理解，牙齿美容也有助于促进全身的健康。正因为如此，我建议将做牙齿美白作为促进身体健康的一环，在日常生活中认真践行。

结 语

作为一名口腔医生，我在日本东京都三鹰市、武藏野市开办了4家口腔医院，其中有专门的儿童口腔医院与正畸专科医院。

通常，儿童口腔科和正畸科大多与其他科室同时设在一家口腔医院。那么，为什么我要单独开设这些专科医院呢？这是因为我深切感受到孩子的牙齿护理在育儿过程中特别重要。

很多读者是在本书中才第一次接触"牙齿护理"这个概念。通过预防蛀牙与预防牙列不齐进行的牙齿护理十分重要，家长的努力会让孩子的未来发生很大的变化。在成为家长前，掌握一些关于口腔的正确知识，对于育儿非常必要。

正如本书中说明的那样，牙齿护理要从产前，即孩子还在腹中时开始。

以往的统计数据就已显示，妈妈的口腔健康状态对胎儿有较大的影响。

在婴儿期哺乳中，孩子的衔乳方式也会影响以后的牙列。喂辅食时勺子的用法也是如此。可是，有很多讲座和育儿书教新手妈妈如何给孩子提供营养、如何给孩子洗澡，但没有一个地方系统地教她们如何对孩子进行初期牙齿护理。

到了生乳牙的幼儿期，牙齿护理的重要性愈发凸显。刷牙预防蛀牙必不可少，同时如前所述，为保持牙齿的健康要正式开始预防牙列不齐。这个阶段如果给予正确的运动刺激，促进颌面发育，在初期阶段仔细关注牙列的变化，就有助于塑造出美观的牙列。

当然，也不能保证只要牙齿护理得好，就一定不需要做牙齿矫正。不过，坚持牙齿护理，以后只需进行轻度矫正即可，不会花费太多的钱和时间，如只通过矫治器就能矫正牙列不齐。而且更重要的是，这样成年后就无须进行必须拔牙的牙列矫正。

那些希望孩子没有蛀牙、牙列整齐、五官端正的妈妈们，一定要从怀孕开始就认真学习牙齿护理知识。

在日本，有一项调查专门统计有蛀牙的牙齿颗数。1984年，12岁的孩子平均有4.75颗蛀牙，而到了2014年时则只有1颗。也就是说，现在的日本小学生中，没有蛀牙的孩子大大增多了。

不过，现在的孩子们又面临着新的问题，即口腔功能下降。这包括吞咽和呼吸的问题，从乳牙期开始的咬合不正、口腔周围肌肉发育障碍，以及爱吃流食导致唾液分泌量减少，总是张嘴发呆……各种新问题层出不穷。

这些问题大多源于婴儿期的生活习惯，同时，也与喂辅食的方法、软食化的现代饮食生活大有关系。

因此，1—6岁，即第一次发育期间需要促进颌面发育，6—12岁这段时间内则需要关注换牙。

我认为，关注孩子的颌面发育情况，在换牙期认真守护孩子的牙齿，才能真正有效地预防牙列不齐等问题。

而预防蛀牙和牙列不齐就是最基本的牙齿护理。

在12岁以前，口腔医生能做什么？做到什么程度？我认为，这对当今的口腔医生来说是非常重要的课题。

话虽如此，要在较短的诊疗时间内向家长们传授全部的牙齿护理知识，并让他们理解并运用，是极其困难的任务。我会追踪定期来医院的孩子们的牙齿变化，一点一点地将知识传授给家长们。在发展成大问题以前着手预防和治疗至关重要。

诊疗就是那一瞬间的"邂逅"。我希望家长们能理解这种邂逅的可贵，以及预防蛀牙和牙列不齐的重要性。

孩子们的身心都在成长，口腔内也不断发生着变化。牙齿护理不能等，错过了合适的时间很难补救。

人的面部骨骼到6岁时已经发育了约80%。可以说，6岁时孩子的状态就是出生以来持续护理牙齿的结果。在演变成大问题以前，要帮孩子预防牙列不齐。希望家长们能做到这一点。

护理牙齿时最重要的就是获得恰当的信息。恰好我们这些口腔医生也希望推广这样的信息，于是我便写了这本书。

本书将牙齿护理按照年龄分为6个阶段，以简单易懂的方式讲解了某个时期内希望大家注意的牙齿护理要点。希望大家结合自家孩子的年龄阅读本书，并掌握面向未来所需要的相关知识。

此外，我还希望口腔医生与护士也了解这些护理牙齿的知识。如果有读者阅读本书后赞同我们的观点，希望大家能和我们一起推广这些知识。

　　希望我们的社会能让尽可能多的孩子收获这些宝贵的财富——健康的牙齿与美好的笑脸。如果本书能对家长和孩子们有所助益，我们不胜欢欣。

　　　　　　　　　　　　　　　下田孝义

附录 孩子在各个发育阶段所需的牙齿护理

结合孩子的发育阶段，我汇总了各个时期的牙齿护理要点：

● 胎儿期

准妈妈需要检查口腔中有无蛀牙细菌与是否患牙周病。

● 哺乳期（0—0.5岁）

对知觉的发育来说，哺乳是非常好的训练。通过吮吸这一行为，孩子的口周肌肉会发育，颌面会生长，为咬东西、学说话做好准备。

哺乳时，妈妈要和孩子说说话。这有助于让孩子保持情绪稳定、发展语言能力、树立吃的意识等，有益于孩子的各项发育。

给孩子喂奶时，要让孩子紧紧含住乳头或奶嘴。这与上颌的发育密切相关。

● 辅食期（0.5—1岁）

辅食的喂法不同，之后口腔功能的发育也会有所不同。用勺子给孩子喂辅食时，家长不要把勺子硬顶在孩子的上唇，要引导孩子自然地用上唇从勺子中吃到东西。

要避免喂孩子吃味道很浓的东西。另外，这个时间是与孩子沟通的宝贵时间，应禁止边喂孩子边玩手机。

● 前牙期（1岁）

这个时期前牙将长出来。这时味觉将发育，喂法和所吃的食物变得重要起来，吃饭的姿势也很重要。注意不要让孩子耷拉着腿摆来摆去。

喂的食物要切成比一口的量略大的大块，让孩子充分使用切牙咬断食物。考虑到知觉的发育，可以让孩子用手抓着吃。可能会弄脏衣服，但考虑到孩子的成长，这也是必要的阶段。蔬菜棒等也可以让孩子用手抓着吃，这也是让孩子爱上吃蔬菜的好时机。

● 后牙期（1.5岁）

这个时期，孩子的后牙开始萌出，能更好地咀嚼食物。要让孩子用后牙好好咀嚼，把握咀嚼的节奏。如果总是吃流食，就无法锻炼咀嚼力、咀嚼节奏，孩子的肌肉与颌面就无法充分发育，因此要予以注意。

食物的硬度也很重要。要给孩子喂一些需要好好咀嚼的食物。杜绝边吃饭边看电视的行为。希望家长在喂食的同时与孩子说说话，多交流。

● 婴幼儿期前期（2岁）

这个时期，孩子开始学会咀嚼的节奏与吞咽。家长必须留意孩子有没有形成坏习惯。

要让孩子早睡、早起、吃早饭。好的睡眠有助于孩子的发育。要让孩子调整好生活节奏，过有规律的生活。

吃饭时，不要让孩子两腿悬垂来回摆动，关掉电视，让孩子专心吃饭。这个阶段可以吃有点嚼头、味道偏淡的食物。

● 婴幼儿期后期（3岁）

这个时期，孩子的乳牙列已经形成，并对食物有了明显的好恶倾向。这个时期要让孩子改掉总张着嘴发呆的坏习惯，告诉孩子不要挑食、用正确的姿势吃饭。

看孩子是否学会了正确的咀嚼方式、正确的吞咽，以及前牙的牙列情况，由此可以预测其未来颌面的发育。坏习惯在这时也能分辨出来了，对此家长可以咨询儿童口腔科的医生。

● 学龄前儿童期（5岁）

坏习惯在牙列、骨骼、面容、姿势等方面显现。这个时期如果不改正啃手指、弄舌癖、托腮等坏习惯，牙列、骨骼就会出问题。遗憾的是坏习惯是无法自然改善的，需要进行训练和矫正。

事实上，在此发育阶段出现的很多问题都无法自然而然地解决。家长可以带着孩子去咨询口腔医生，从能做到的事情做起。

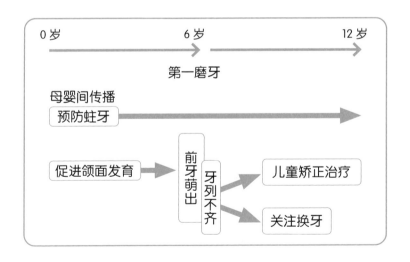

快读·慢活®

从出生到少女，到女人，再到成为妈妈，养育下一代，女性在每一个重要时期都需要知识、勇气与独立思考的能力。

"快读·慢活®"致力于陪伴女性终身成长，帮助新一代中国女性成长为更好的自己。从生活到职场，从美容护肤、运动健康到育儿、家庭教育、婚姻等各个维度，为中国女性提供全方位的知识支持，让生活更有趣，让育儿更轻松，让家庭生活更美好。